Margot Hellmiß / Falk Scheithauer

FIT IN DER SAUNA

Das Relaxprogramm für Körper und Seele

südwest

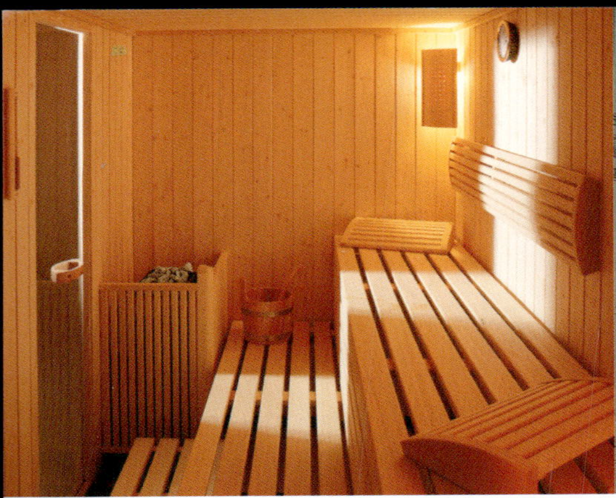
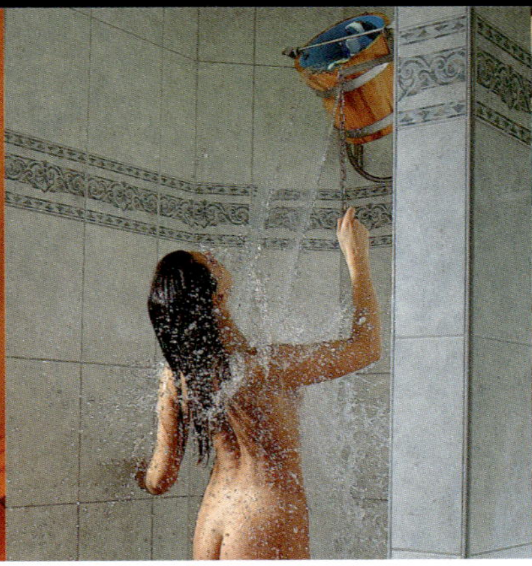
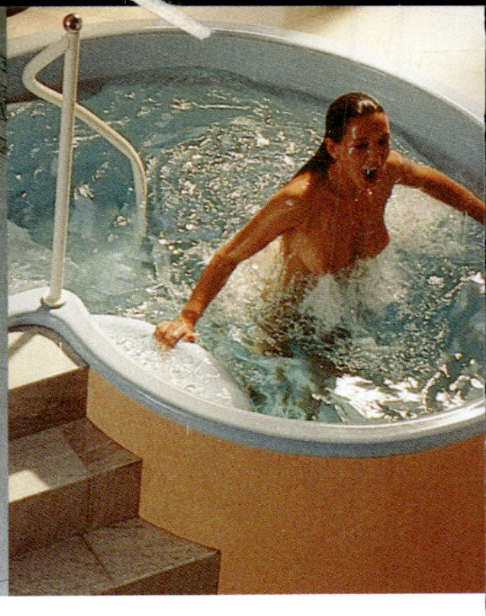

INHALT

Wege der Wärme

Die Sauna als Allheilmittel

Sauna – in allen Lebenslagen?

Sauna für die Schönheit

◄◄◄ **BILD LINKS:** *Das Herzstück jeder Saunaanlage: die Schwitzkabine. In ihr beginnt der Badeablauf.*

◄◄ **BILD MITTE:** *Nach dem Aufheizen folgen die ersten Kaltanwendungen – z. B. mit der Kübeldusche.*

◄ **BILD RECHTS:** *Den krönenden Abschluss bildet der Gang ins eiskalte Tauchbecken.*

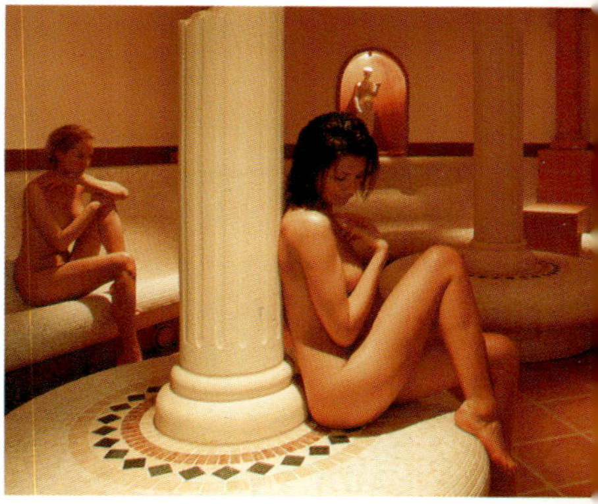

▲ **BILD OBEN:** *Sauna ist nicht gleich Sauna. Inzwischen gibt es viele Varianten der finnischen Urform.*

Fit und schön durch Saunabaden

Was gibt es Schöneres am Ende eines langen, anstrengenden Tages, als endlich auszuspannen und wieder zu sich selbst zu finden. Dazu gehört natürlich ein Ort, an dem wir uns rundum wohl fühlen können und an dem die Alltagssorgen dahinschmelzen.

Ort der Ruhe

Ein finnisches Sprichwort sagt: »An drei Orten hat der Mensch ein Recht auf Ruhe: in der Kirche, in der Sauna und im Grab.« Das zeigt ganz deutlich, welchen Stellenwert das gesunde Schwitzen in Finnland hat.

Die Sauna ist eine solche Wohlfühloase. Naturbelassenes Holz, duftende Öle, gedämpftes Licht und allumfassende Wärme schenken uns Geborgenheit und ein Gefühl des Aufgehobenseins. (War es im Mutterleib ähnlich?) Einmal Zeit haben, sich verwöhnen, sich fallen lassen, Verkrampfungen und nervliche Blockaden lösen.

Tiefenentspannung ist aber nur ein Aspekt des Saunabadens. Gesundheitliche Motive und der Wunsch nach Schönheit spielen ebenfalls eine bedeutende Rolle.

Regelmäßiges Saunabaden trainiert die Gefäße, kräftigt Herz und Kreislauf, leitet Schadstoffe und Schlacken aus dem Körper und regeneriert die Muskeln nach dem Sport. Es stärkt die Nerven und das Immunsystem, reguliert den Blutdruck, beugt Erkältungen vor und lindert unangenehme Verschleimungen und Atemnot bei Asthma bronchiale und chronischer Bronchitis.

Sauna für die Schönheit

Ein dreistündiger Saunabesuch hat fast die gleiche Wirkung wie eine fachkosmetische Behandlung. Die Haut wird porentief gereinigt, durchfeuchtet, revitalisiert, und Alterungsprozesse werden verlangsamt. So tritt die viel gepriesene innere Schönheit ans Tageslicht. Nach der Sauna ist man entspannt, glücklich, entschlackt, rosig, nervenstark und tatendurstig. Dass eine Frau nach der Sauna am schönsten ist, weiß in Finnland ohnehin jeder.

Für viele Menschen ist Saunabaden jedoch nicht einfach nur eine Maßnahme zur Gesundheitsvorsorge und Körperpflege; für sie ist die Sauna fast schon eine Weltanschauung. Ihre Postulate sind Gesundheitsbewusstsein, positive Körpererfahrung, natürliches Aussehen, sich Zeit für sich selbst nehmen, Ruhe und innere Besinnung; hier ist die Sauna schon beinahe eine Form der Meditation. Manche sind davon überzeugt, dass ein Saunabesuch der Seele sogar noch förderlicher ist als dem Leib – zumindest glauben sie an eine Seelenreinigung auf dem Umweg über den Körper.

Saunalandschaften im Trend

Die Sauna ist heutzutage nicht selten das Herzstück eines Rundumprogramms für Körper, Geist und Seele in einem der modernen Wellnesstempel, wo die Gäste neben der klassischen finnischen Sauna beispielsweise auch ein türkischer Hamam, ein irisch-römisches Schwitzbad oder ein Rhassoul-Bad (Dampfbad mit Heilschlammanwendung) erwartet. Daneben bereichern moderne Spielarten der Sauna wie Sanarien (siehe Seite 36ff.), Sauerstoffsaunas, Infrarot-Wärmekabinen oder Kräuterbäder zunehmend das Angebot. Auch Kosmetik, Fußpflege, Massagen, Solarien, Whirlpools und Schwimmhalle sind dort normalerweise im Programm. Einige Stunden Aufenthalt in einem solchen Verjüngungsparadies bieten alles, was man zur Regeneration braucht.

Einfach und bewährt

Obwohl die traditionelle Sauna in den letzten Jahren vermehrt durch andere Badeformen ergänzt wird, steht das finnische Saunabad nach wie vor unangefochten im Mittelpunkt der Saunalandschaften.

Das Wort »Sauna« stammt aus Finnland und ist – da nicht so leicht übersetzbar – als Lehn- oder Fremdwort in die meisten Sprachen eingegangen. Bei uns bezeichnet Sauna sowohl die Räumlichkeiten, in denen Saunabäder genommen werden – die Schwitzkabine mit dem Ofen, die Abkühl- und Ruheräume –, als auch den Badevorgang selbst, der mehr umfasst als nur das Aufheizen des Körpers. Auf die Hitze folgt immer Kühle: Frische Luft und kalte Güsse bringen uns wieder auf den Boden der Tatsachen, rücken Probleme zurecht, verweisen uns ins Hier und Jetzt.

Die finnische Sauna ist einfach: heiß, kalt, ruhen! Auf Schnörkel und Zierrat wird verzichtet. Das hat sich seit Jahrtausenden bewährt und wird auch weiter so bleiben. Sauna ist von alters her ein Synonym für Gesundheit, Wohlgefühl, Zufriedenheit und Glücksempfinden.

Die Sauna erfüllt zahlreiche Zwecke. Sie ist auch ein Ort der Geselligkeit.

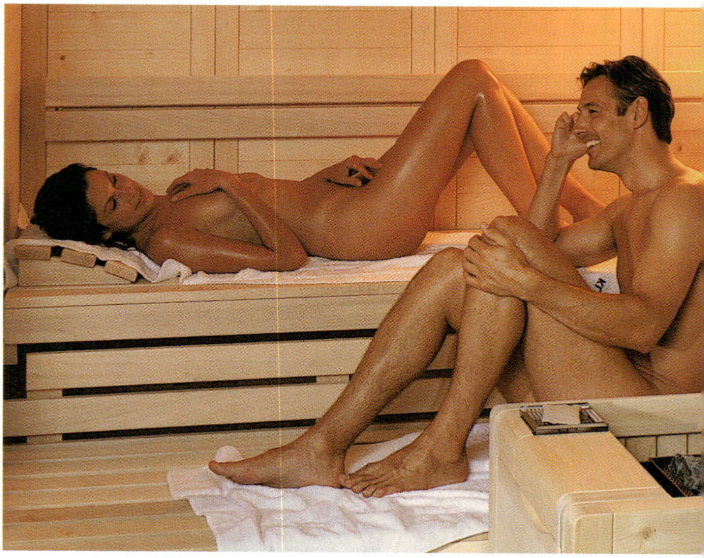

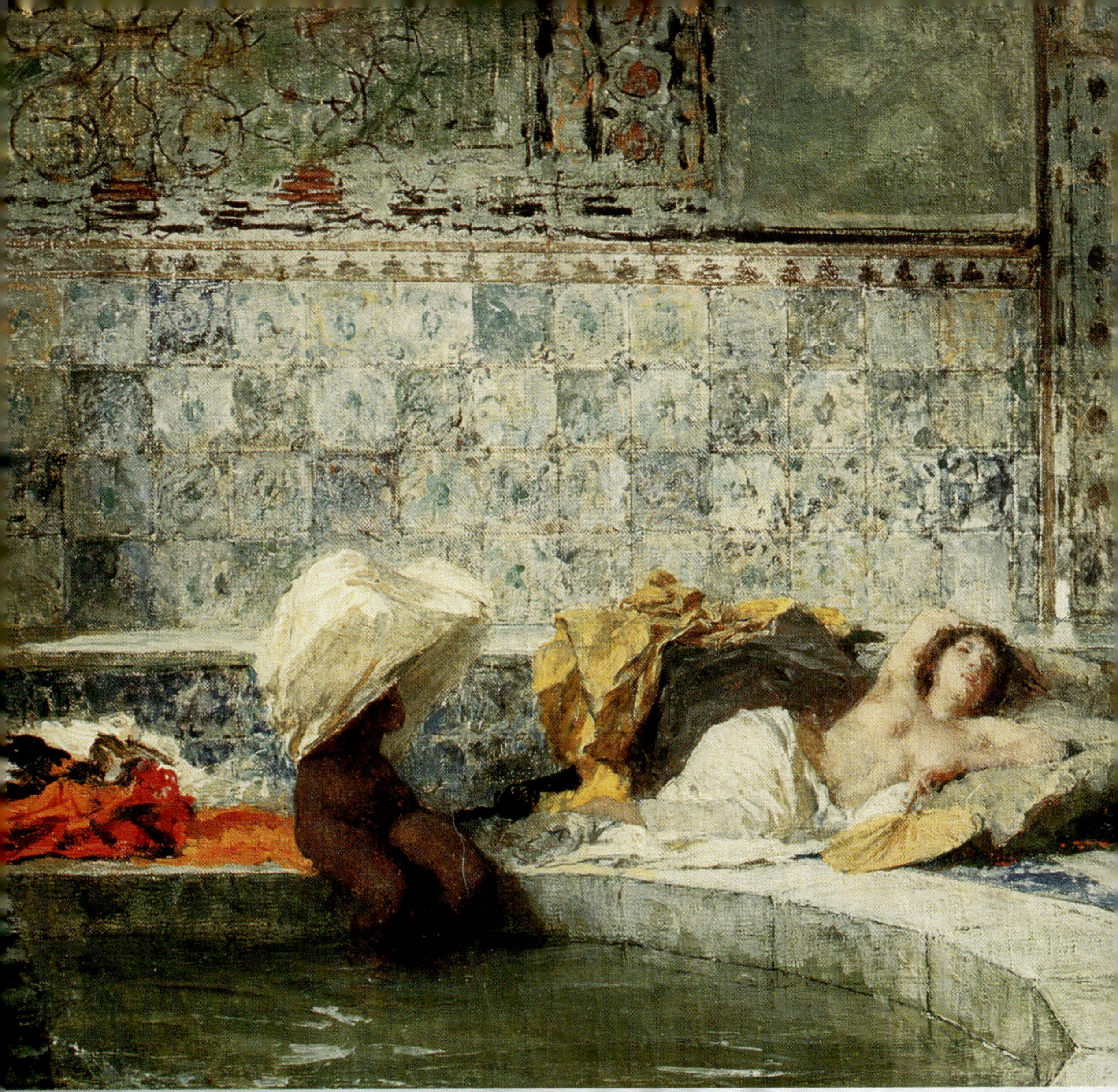

Alle Heißluftbäder mit anschließender Abkühlung wie die finnische Sauna, das irisch-römische Dampfbad oder der türkische Hamam haben eine lange Tradition. In vielen Kulturen sind sie aus hygienischen, gesellschaftlichen oder religiösen Gründen in Gebrauch.

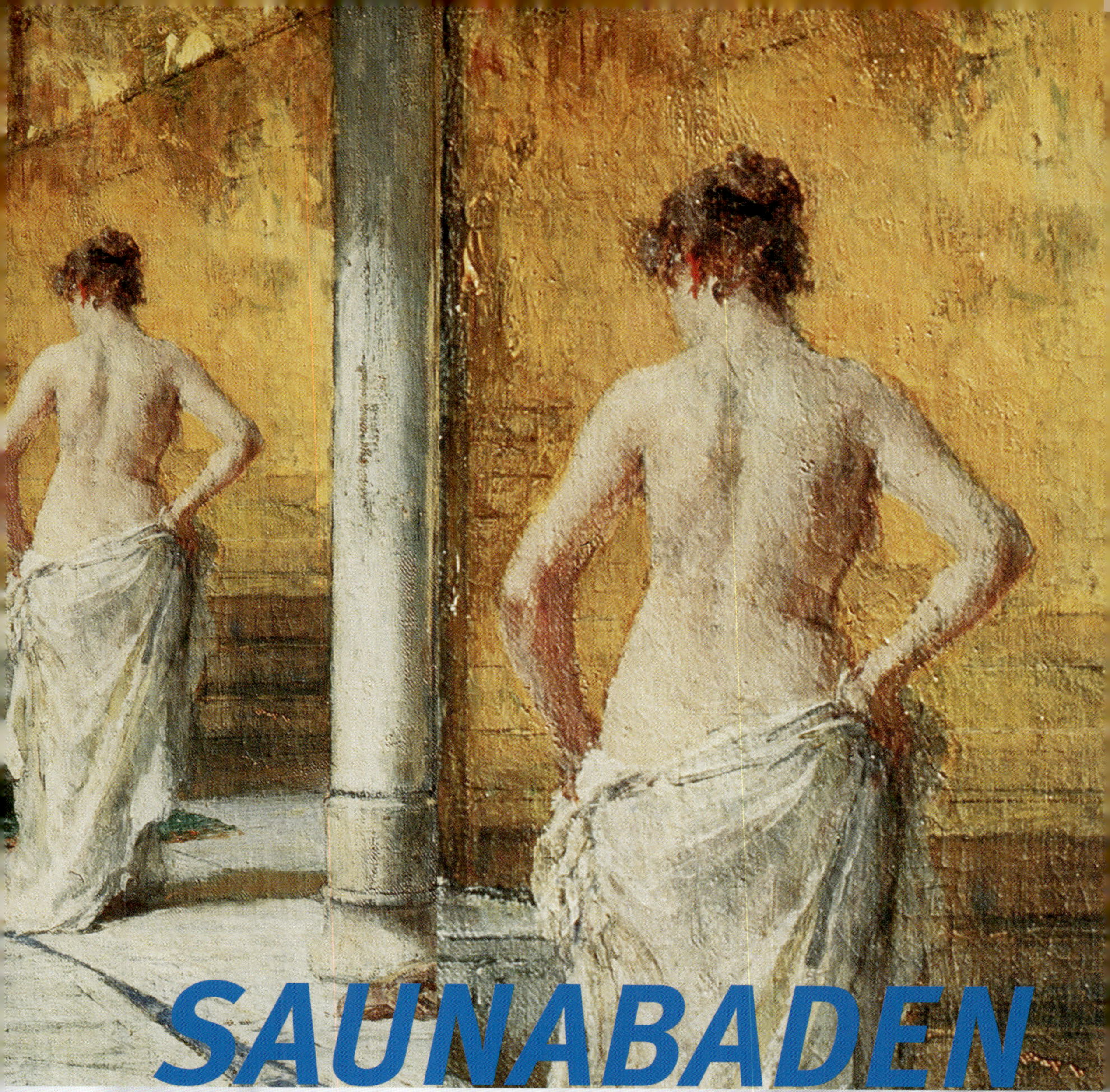

SAUNABADEN – FRÜHER UND HEUTE

Urzeitliche Steinschwitzbäder

Das erste Schwitzbad, so vermuten Archäologen, war lediglich eine Höhle oder eine mit Baumstämmen, Ästen und Laub abgedichtete Erdgrube, die von glühend heißen Steinen erwärmt wurde. In einem solchen Steinschwitzbad hat man es ziemlich lange sehr warm, weil im Feuer erhitzte Steine Wärme gut speichern und abstrahlen können.

Schöpfer dieser genial einfachen Idee waren die urzeitlichen Bewohner der Steppen Asiens, vor allem mongolische Stämme. Genauere Angaben über Ort und Zeit verlieren sich im Dunkel der Frühgeschichte.

Da es in diesen innerasiatischen Regionen oft empfindlich kalt ist, hatten die Bewohner wohl zwangsläufig das Bedürfnis, sich ab und zu tüchtig durchzuwärmen. Und wenn man den in Strömen fließenden Schweiß anschließend mit Wasser oder Schnee abwusch, wurde man auch noch richtig sauber.

Größere Wassermengen, wie man sie für eine gründliche Reinigung benötigt, heiß zu machen, war in jenen Zeiten praktisch unmöglich. Allein schon deshalb, weil entsprechende Gefäße fehlten. Da war es wesentlich einfacher, Luft zu erhitzen. Die Ursauna als Badestube war damit geboren. Das Wort »baden« stammt übrigens von dem Wort »backen«, was im Mittelhochdeutschen so viel wie erwärmen bedeutete.

Baden und Schwitzen in heißer Luft bekam schon bald auch eine religiös-mythische Bedeutung. Zu feierlichen Anlässen ließ man im Schwitzbad – im übertragenen Sinn – Verfehlungen und schlechte Gewohnheiten, später Sünden genannt, zurück. Man machte sich rein und bereit für einen Neuanfang. Zudem stellte man fest, dass das Schwitzen der Gesundheit förderlich war und bestimmte Krankheiten in der Wärme rascher ausheilten.

Zeremonie

Die Indianer kennen regelrechte Schwitzhüttenzeremonien, bei denen sie in Kontakt mit dem »Großen Geist« treten. Zunächst war dieses Ritual nur den Männern vorbehalten und meist Bestandteil größerer Zeremonien, wie z. B. der Visionssuche.

Schwitzhütte der Indianer

Als nomadisierende Völkergruppen von Asien über die Beringstraße nach Nordamerika wanderten, hatten sie auch ihre Schwitzgewohnheiten im Marschgepäck.

Von nordamerikanischen Indianerstämmen ist überliefert, dass sie ihre Reinigungsrituale in kleinen, wigwamähnlichen Schwitzhütten vollzogen. Diese Hütten waren Stätten der Begegnung mit Manitou, dem großen Geist, und daher heilig. Während der Schwitzzeremonie wurden aromatisierende und berauschende Kräutermischungen auf die heißen Steine gegeben. Die aufsteigenden Dämpfe galten auch, je nach Zusammensetzung der Pflanzenmixturen, als wirksame Mittel gegen verschiedene Krankheiten. Bei den Indianern in Mittelamerika, in Mexiko oder Guatemala, waren Schwitzhäuschen ebenfalls gebräuchlich. Sie wurden aus Lehm gefertigt.

Finnische Saunatradition

Vor rund 2000 Jahren wanderten die Finnen vom Oberlauf der Wolga und Kama nach Skandinavien ein und brachten aus den kalten Steppen die Sitte mit, sich in Steinschwitzbädern zu erholen. Auf diese Weise wurde der Grundstein für die Schwitzkultur im hohen Norden Europas gelegt.

Finnland mit seinen langen rauen Wintern bot beste Voraussetzungen dafür, dass sich das Schwitzen als Teil des Volksbrauchtums weiter festigte. Die ausgedehnten Wälder lieferten reichlich Holz, das man für den Bau der Schwitzhäuschen und zum Anheizen der Öfen brauchte. Zur Abkühlung nach dem Schwitzen boten sich Seen und Schnee im Übermaß an. Im Heißluftbad konnten die Menschen, die im unwirtlichen Norden ihre Heimat gefunden hatten, die Wärme tanken, die das Klima vermissen ließ.

BILD LINKS: *In Finnland kein ungewöhnlicher Anblick: die Blockhaussauna am Seeufer.*
BILD RECHTS: *Finnland ist Saunaland!*

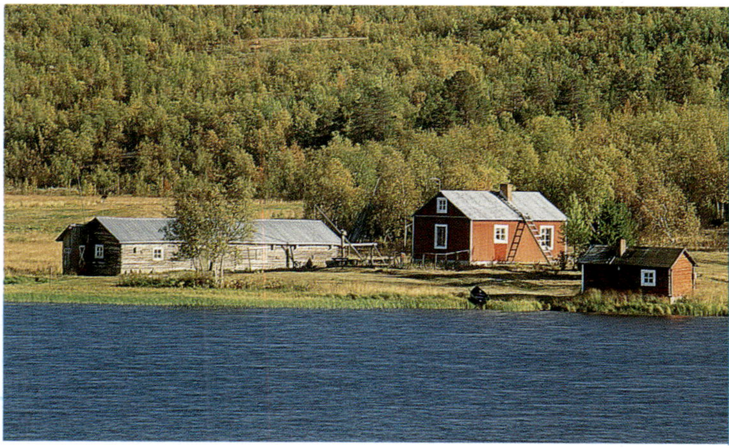

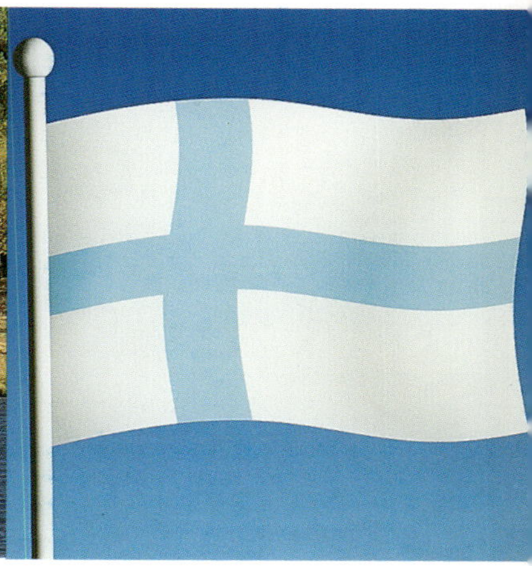

Es nimmt nicht weiter Wunder, dass es zunächst vorwiegend nördliche, kalte Länder waren, in denen sich eine Saunakultur entwickelte.

Bauern und Waldarbeiter entspannten dort nach beschwerlichem Tagwerk ihre vor Kälte steifen Glieder und härteten sich vorausschauend für die Unbilden des strengen Winters und weiterer mühseliger Arbeiten im Freien ab. Das Schwitzen gab auch Gelegenheit zum geselligen Beisammensein. Schwermütige Gedanken, die leicht aufkommen, wenn es im Winter wochenlang nicht richtig Tag werden mag, ließen sich damit vertreiben.

Reisende wie beispielsweise Giuseppe Acerbis, den es im 17. Jahrhundert aus den sonnigen Gestaden Italiens in das kalte, frostige Finnland verschlug, standen den dortigen Schwitzgewohnheiten einigermaßen fassungslos gegenüber. Acerbis staunte: »Kommt ein Reisender gelegentlich durch ein abseits gelegenes Dorf, während die Bauern gerade beim Baden sind, und braucht er ihre Hilfe, verlassen sie das Bad, um sein Pferd vor- oder auszuspannen, gehen Heu holen oder verrichten sonst etwas, ohne auch nur daran zu denken, etwas anzuziehen. Alles dies, während der Reisende trotz seiner Pelze steif vor Kälte ist und es nicht wagt, sogar abgehärtetere Körperteile der direkten Berührung mit der kalten Luft auszusetzen.«

Blockhaussauna am stillen Seeufer

Heute sind die meisten frei stehenden finnischen Saunas aus rohen Stämmen gezimmerte Blockhäuschen, in

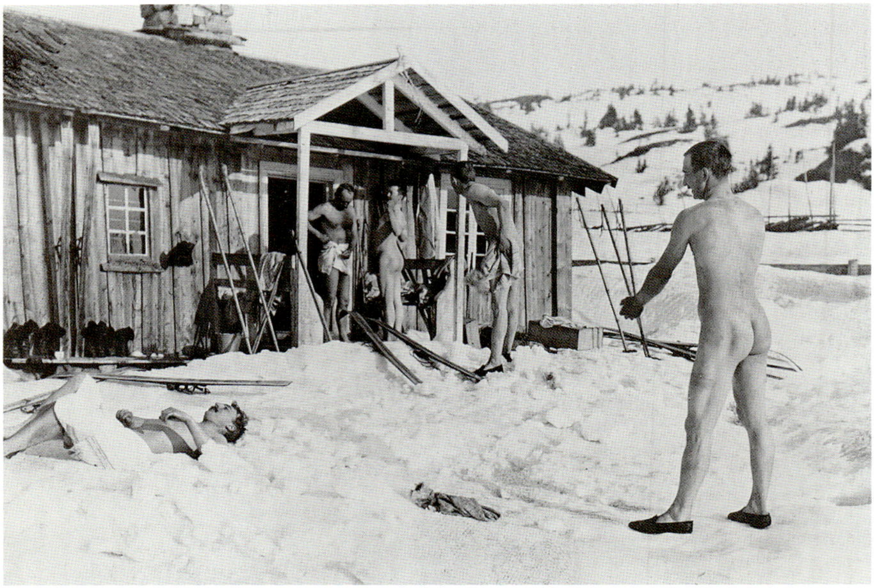

Die Finnen überraschten Reisende immer wieder mit ihrer Saunatradition und der damit einhergehenden Freizügigkeit.

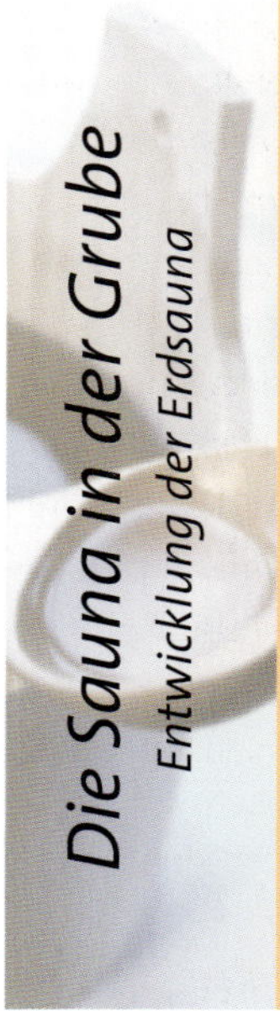

Die Sauna in der Grube

Entwicklung der Erdsauna

Der finnische Begriff »Sauna« ist von dem vorlappischen Begriff »Savne« abgeleitet. Damit wurde eine Mulde in einer Schneewehe bezeichnet, in die sich Rentierhirten vor einem plötzlichen Schneesturm in Sicherheit brachten.
Daraus entwickelte sich vermutlich das Wort »Suownje«, was so viel wie Erdgrube bedeutet und auf die Bauweise der älteren primitiven Saunas hindeutet. Sie bestanden aus einem Erdloch, das in den ebenen Boden oder in einen Steilhang gegraben wurde, und einer Hütte aus unbehauenen Baumstämmen, die man darüber errichtete. Das Dach wurde mit Zweigen und Baumästen gedeckt.
In vielen ländlichen Regionen Finnlands gibt es immer noch »Maasaunas«, wie die Erdsaunas heute heißen. Auch in modernen Wellnesszentren sind solche urigen Erdsaunas wieder häufiger vertreten, allerdings in einer exquisiteren Ausführung.

deren Innerem sich abgestufte Holzbänke befinden. Die unterschiedlich hohen Bänke ermöglichen es, in verschiedenen Temperaturzonen zu saunieren. Der Boden besteht aus einfachen Brettern, gestampfter Erde oder glattem Beton.

Im besten Fall liegt die Saunahütte an einem der zahlreichen Seen der Finnischen Seenplatte, an einem Flussufer oder an einer Bucht der Ostseeküste. Über einen Steg oder eine Treppe erreicht man dann nach der Sauna das kühlende Nass.

Herzstück jeder Sauna ist der Ofen. Früher bestand er aus aufgeschichteten Bruchsteinen ohne Mörtel. Später wurde er aus Ziegeln und Natursteinen gemauert und dann mit Kiesel- oder Basaltsteinen, den so genannten Ofensteinen, bepackt. Der Ofen heizte die Steine auf, bis sie glühten, und diese wiederum heizten den Raum. Moderne Saunaöfen werden fast ausschließlich elektrisch betrieben. Oben aufgelegte Steine sind aber nach wie vor vorhanden und erinnern ein wenig an die urtümlichen Formen der Saunabeheizung. Sie sind vor allem für den Aufguss wichtig.

Bei einem Aufguss wird Wasser, das meist mit wohlriechenden Essenzen versetzt ist, über die Ofensteine gegossen. Die Luftfeuchtigkeit wird dadurch kurzfristig erhöht, was einen zusätzlichen Hitzeschub auslöst.

Es gehört sicher zu den schönsten Erlebnissen des Saunabadens in seinem Ursprungsland, zur Abkühlung direkt in einen der zahlreichen Seen zu springen.

Ein Raum für alle Fälle

Lange Zeit diente der Saunaraum den Finnen als kombinierte Wohn- und Badestube oder als Mehrzweckraum. In der Sauna wurde nicht nur geschwitzt; hier wurde auch Fleisch geräuchert, Brot gebacken, Malz geröstet, Flachs getrocknet oder Obst gedörrt. Man hat in die (nicht voll beheizte) Sauna Kranke zum Aufwärmen gebracht, sie massiert, geschröpft und zur Ader gelassen. Man hat dort Kinder entlaust. In der so genannten Brautsauna wurden Ehen geschlossen, in der Entbindungssauna wurden Kinder zur Welt gebracht. Auch Wortverknüpfungen wie z. B. Jagdsauna, Weihnachtssauna, Festtags-, Allerheiligen- oder Sonnwendsauna zeigen, wie wichtig den Finnen die Schwitzstube ist.

Lebensweisheit

Die Finnen sagen: »Wenn die Sauna nicht mehr hilft, das Schröpfen und der Schnaps, kannst du getrost sterben, ohne dir vorzuwerfen, nicht alles Menschenmögliche versucht zu haben.«

Schwitzen im Rauch

Früher waren die finnischen Saunas fast immer Rauchsaunas. Das bedeutet, dass sie über keinen Schornstein verfügten.

Der Rauch, den offene Feuerstellen oder alte, kaminlose Saunaöfen erzeugten, konnte nur durch die Tür, durch kleinere Ritzen in den Wänden und im Dach oder durch eine kleine Luke abziehen.

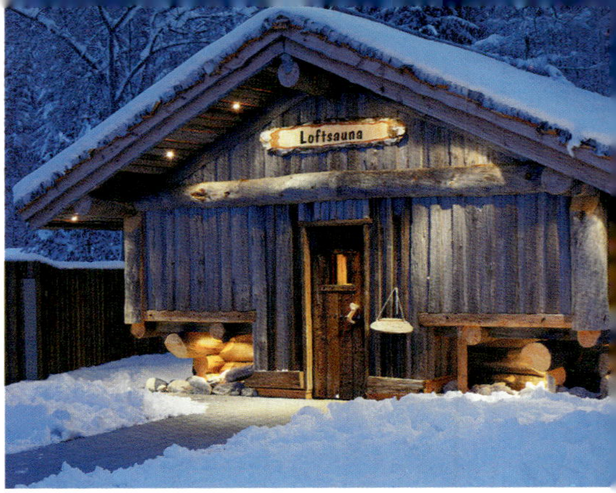

Sitz- und Liegebänke mussten erst einmal vom Ruß gesäubert werden, ehe mit dem Schwitzen begonnen werden konnte.

Rauchsaunas waren sehr arbeitsintensiv, und ihr typischer Geruch nach Holzfeuer und Rauch ist auch nicht jedermanns Sache. Außerdem waren sie äußerst brandgefährdet. Deshalb waren die Finnen froh, als vor etwa 300 Jahren geschlossene Saunaöfen mit Kamin (Schornsteinsauna) üblich wurden.

Heute gibt es in Finnland nur noch wenige Rauchsaunas, in der Hauptstadt Helsinki eine einzige, die Kotiharjun-Sauna.

Finnland ist Saunaland

Saunabaden gehört in Finnland zum täglichen Leben wie das Essen und das Trinken. Von den fünf Millionen Einwohnern Finnlands besuchen nach Auskunft der Finnischen Saunagesellschaft heute etwa vier Millionen regelmäßig die Sauna. Das sind stolze 80 Prozent der Bevölkerung. Mit 1,5 Millionen Privatsaunas ist Finnland das Land mit der weltweit höchsten

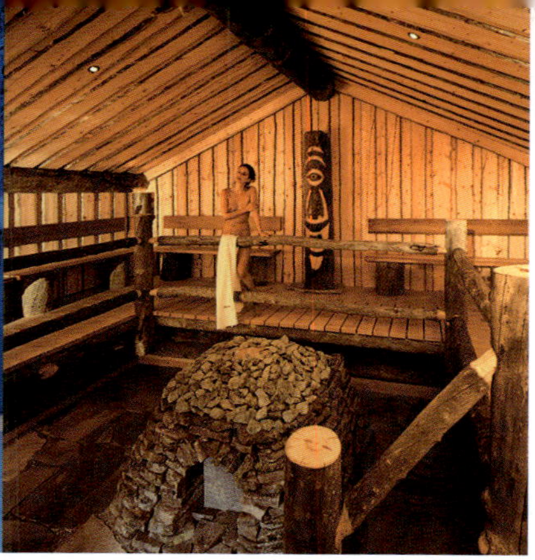

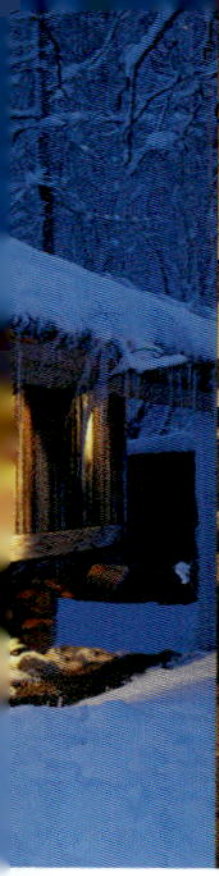

BILD LINKS: *Die Loftsauna macht nicht nur in den harten finnischen Wintern einen einladenden Eindruck.*
BILD RECHTS: *Während draußen der Schneesturm tobt, ist es drinnen ruhig und gemütlich warm.*

Saunadichte. Selbst in einem Ein-Zimmer-Apartment baut man dort so selbstverständlich eine Saunakabine ein wie bei uns ein Badezimmer. Das kleinste Modell misst nicht mehr als einen Quadratmeter.

Sauna für Soldaten

Wie innig und unzertrennlich die Finnen mit ihrem Saunabad verbunden sind, zeigen nicht zuletzt Meldungen aus dem Kosovo, wohin 800 finnische Soldaten Anfang des Jahres 2001 als KFOR-Friedenstruppe abkommandiert wurden. Einer ihrer ersten Einsätze galt dem Bau von 20 Saunas aus Kiefernholz.

Ein für Gesundheitsfragen in der finnischen Armee zuständiger Oberst rechtfertigte laut Nachrichtenagenturen die Maßnahme mit der stressreduzierenden und kommunikationsfördernden Wirkung der Sauna, die den Soldaten in ihrer schweren Zeit bei der nötigen Regeneration gute Dienste tun könne.

Generell wird die (de facto geringere) Temperatur im Dampfbad als genauso hoch wie in der Sauna empfunden. Das liegt daran, dass aufgrund der hohen Luftfeuchtigkeit keine Verdunstungskälte auf der Haut entsteht.

Dampfbad für Genießer

Als zweiter, eigenständiger Zweig der Schwitzkultur hat sich, ebenfalls von den urzeitlichen Steinschwitzbädern ausgehend, das Dampfbad entwickelt.

Schwitzzelte der Skythen

Eines der frühesten schriftlichen Zeugnisse über Dampfbäder stammt von Herodot. Der griechische Geschichtsschreiber berichtete 430 v. Chr. in seinen Historien (IV, 73–75) über die Badesitten des südrussischen Volkes der Skythen. Ein mit Filz und Moos gut abgedichtetes Zelt war ihre Schwitzkabine. Beheizt wurde sie von glühenden Steinen, die man großzügig mit Wasser begoss und mit Hanfkörnern bestreute, was dichte und würzige Dampfschwaden erzeugte.

In der Antike unter Dampf

Die Griechen verfügten in vorchristlicher Zeit über weit reichende Handelsbeziehungen und kamen im östlichen Mittelmeerraum und der Schwarzmeerregion mit dem Brauch in Kontakt, in heißem Dampf zu schwitzen.

Sie übernahmen diese Badegewohnheit und installierten Dampfbäder in den Sportstätten ihrer Athleten (Gymnasien) und in Ringerschulen (Palästren). Es handelte sich bei diesen Bädern um eher karge und zweckgerichtete Institutionen, in denen die Muskulatur nach dem Training gelockert und der Körper einmal mehr der Abhärtung ausgesetzt werden konnte.

Glücksbringer

Buddhistische Lebensweisheit: »Wer beim Dampfbaden sieben Dinge verwendet, wird sieben verschiedene Krankheiten nicht bekommen und sieben Glückszustände gewinnen.«

Die Römer wiederum schauten sich, wie manch anderes auch, das Schwitzbad bei den Griechen ab. Sie entwickelten sich zu richtigen Badenarren und machten das Baden und Schwitzen zu geselligen Ereignissen. Sie erweiterten und verbesserten die Badeeinrichtungen, vor allem die Art der Beheizung.

Mit der Ausbreitung des römischen Imperiums zog auch die Idee des Dampfbades weitere Kreise. Vor allem die Araber und später die Türken nahmen sie bereitwillig auf und trugen sie bis nach Nordafrika und Spanien weiter. Im Unterschied zu den Griechen stellten die Anhänger des Islam beim Dampfbaden die Entspannung und den Genuss in den Vordergrund. Bis heute gilt das Dampfbad ganz allgemein als eine Art Genusssauna, während der finnischen Sauna eher der Gedanke an Abhärtung und Gesunderhaltung zugrunde liegt.

Römische Badetradition

Unter den badebegeisterten Römern wurde das Schwitzen und Baden zu einem Ritual, das sich über mehrere Stunden erstreckte.

Die öffentlichen Bäder, die Thermen, die es seit etwa 400 v. Chr. gab, waren prunkvolle Badepaläste. Sie dienten den Einwohnern der »Ewigen Stadt« zur Körperpflege und als Gesundheitsvorsorge, zur Entspannung und Unterhaltung. Der in nördlichen Gefilden so wichtige Aspekt der Abhärtung blieb, durch das milde Klima bedingt, eher im Hintergrund.

Viel Abwechslung geboten

In den römischen Bädern war das Angebot bunt gemischt und ähnelte dem heutiger Spaß- und Verwöhnbäder. Es lockten Schwimm- und Badebecken von kalt bis heiß, feuchtwarme Dampfbäder, Schwitzbäder mit trockener Hitze ohne Dampf, Wandelgänge zum Luftbaden, luxuriöse Ruheräume sowie Salb- und Massageräume.

Im Prinzip konnten sämtliche Schwitz- und Badeformen beliebig kombiniert werden. Strikt vorgegebene Abläufe wie bei der finnischen Sauna mochten die genussfreudigen Römer nicht. Allerdings wurde auch hier der Wechsel von heiß zu kalt in etwa eingehalten.

In der Regel begann man den Badetag im Warmluftbad (Tepidarium) und im feuchtwarmen Dampfbad (Sudatorium). Dann steigerte man sich temperaturmäßig, nahm ein heißes Bad (Caldarium) und schließlich ein Schwitzbad in trockener Heißluft (Laconicum). Zwischen den Wärmeanwendungen kühlte man sich in Kaltwasserbassins und kalten Schwimmbecken im Freien. Auf einer Liege ruhend ließ man sich anschließend vom Masseur oder Kosmeten – der männlichen Entsprechung zur Kosmetikerin – verwöhnen.

Trockene Hitze von unten

Das saunaähnliche römische Laconicum zählte zu den sanften Heißluftbädern. In den Schwitzräumen waren die Temperaturen gemäßigter als in der finnischen Sauna, etwa zwischen 30 und 50 °C. Man schwitzte deswegen aber nicht weniger intensiv, da man länger in der Wärme verweilte. Anders

Die opulente Ausstattung antiker römischer Bäder zeugt heute noch davon, mit welch erstaunlichem Luxus sich die Römer bereits damals umgaben.

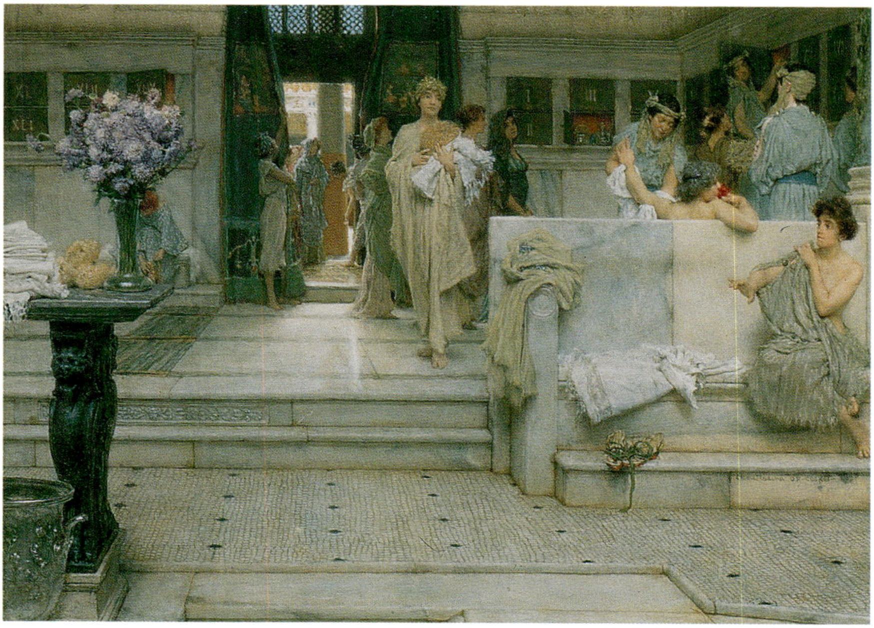

Die römischen Badepaläste waren geradezu luxuriös ausgestattet und boten Abwechslung jeglicher Art.

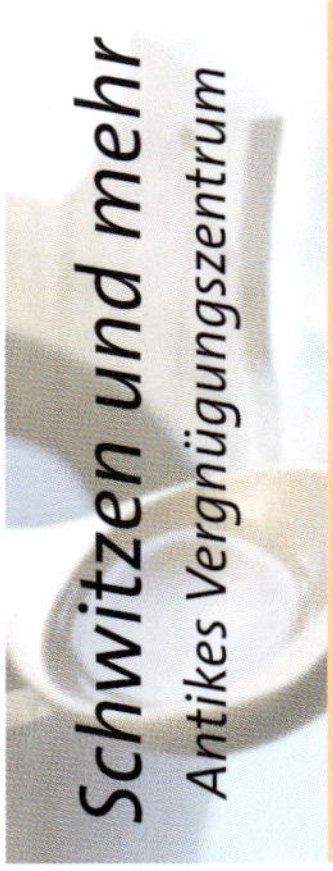

Schwitzen und mehr
Antikes Vergnügungszentrum

Die römischen Bäder waren weit mehr als nur Schwitz- und Badegelegenheiten. Es gab dort auch Sport- und Spielplätze, Ringerschulen, Gärten und Säulenhallen zur Erbauung, Konferenzräume, Bibliotheken, Theater, Restaurants und Frisierstuben. Fliegende Händler boten allerlei Waren, Wein und Pasteten feil, Geschichtenerzähler, Wahrsager und Schauspieler sorgten für Kurzweil. Ursprünglich waren diese Bade- und Unterhaltungstempel nur der Oberschicht zugedacht, später waren sie als kostenfreies Angebot des Staates für jedermann zugänglich.

als bei der finnischen Sauna wurden die römischen Schwitzräume durch Rohre mit Heißluft erwärmt, die unter den Fußböden, später auch hinter Wänden und Bänken, verliefen. Der Fachausdruck hierfür ist Hypocausten-Heizung, von dem griechischen Wort hypocaustos, d.h. von unten geheizt. Weil Ofensteine fehlten, waren Aufgüsse nicht gebräuchlich. Von Ausgrabungen in Pompeji wissen wir, dass auch die römischen Bäder Stufenbänke mit unterschiedlichen Temperaturzonen kannten.

Aufgüsse kannten die Römer nicht, da die Bäder nicht mit Ofensteinen, sondern mit Fußboden- und Hohlwandheizungen erwärmt wurden.

Mittels Heißwasserschlangen beheizte Schwitzbäder greifen heute das Prinzip der gleichmäßigen Strahlungswärme wieder auf, da es von vielen als besonders angenehm für Kreislauf und Atmung empfunden wird.

Der türkische Hamam

Die orientalischen Schwitzgewohnheiten wurden vorrangig durch Vorschriften aus dem Koran geprägt. Da die Gläubigen körperlich und seelisch gereinigt zum Gebet erscheinen sollten, wurde der Schwitzraum zu einem Ort der Kontemplation, der Stille und der Entspannung. Die Abkühlung nach dem Schwitzen durfte wie alle rituellen Waschungen nur mittels fließendem Wasser erfolgen. Eine Abkühlung im Bottich (wie in der finnischen Sauna) oder im Schwimmbad (wie in den römischen Thermen) kam daher nicht in Betracht.

Arabisch »Hamam« heißt Wärme, und das Wort wurde auf arabische oder türkische Dampfschwitzbäder übertragen. Den Mittelpunkt eines Hamams bildet Harara, das »Haus der Hitze«. Die Heißluft wird durch die Luftfeuchtigkeit erzeugt, die von geheizten Wasserbecken nach oben steigt. Der Wärmeraum ist meist von einer fensterlosen Kuppel überdacht. Durch kleine, mit Mosaiksteinchen verbrämte Fenster fällt nur wenig, gedämpftes Licht, das kaum die Dampfschwaden durchdringt. In der Raummitte befindet sich der Nabelstein, eine achteckige Steinfläche für die Seifenbürstenmassage. Türkische Bademeister, die Tellaks, bearbeiten dort kraftvoll und entschlossen schwitzende Leiber mit Bürste und Seifenlauge. Die Haut wird dabei porentief sauber und die Muskulatur tüchtig durchgewalkt. Die original türkische Variante einer solchen Prozedur ist allerdings für die zarte Haut des Mitteleuropäers nur bedingt geeignet.

Größere Hamams verfügen über mehrere Kühlräume, in denen das Wasser für die Körpergüsse stets einige Grad kühler ist als im vorherigen. Der Vorraum dient sowohl zum Umkleiden als auch für den Plausch nach dem Dampfbad. Es ist orientalische Sitte, dass hier geschäftliche Vereinbarungen ausgehandelt oder Verträge unterzeichnet werden. Öffentliche Hamams gab es seit dem 12. Jahrhundert. Männer und Frauen schwitzten und badeten stets getrennt.

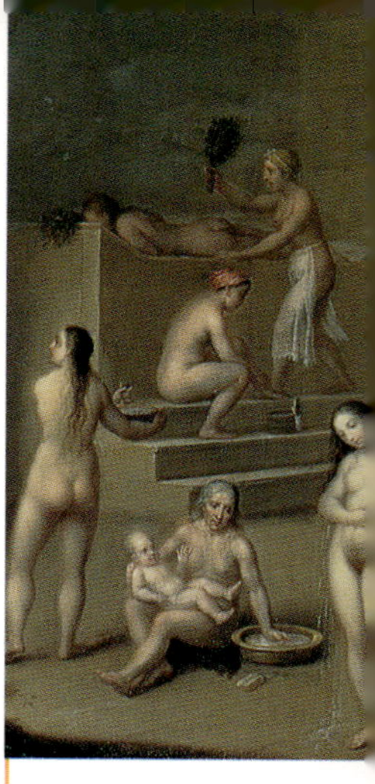

Die russische Banja – ein Allzweckraum für Menschen jeden Alters und beiderlei Geschlechts.

Die russische Banja

Im traditionellen russischen Badehaus aus Holz, der Banja, war das Dampfbad stets ein geselliges Ereignis. Man traf sich mit der Familie, plauderte, aß, trank und schwitzte nebenbei.

Der Schwitzgang wurde mit der Vorreinigung eröffnet. In der Badestube mit maximal 50 °C und hoher Luftfeuchtigkeit verweilte man immer nur einige Minuten. Die Schwitzenden schlugen sich selbst oder gegenseitig mit dem Wenik, einem in Wasser eingeweichten Birkenreisigbündel. Immer wieder goss jemand Wasser auf die heißen Ofensteine, bis der Nebel fast undurchdringlich war. Auf Luftbäder und Kaltwasseranwendungen nach dem Schwitzen wurde ursprünglich verzichtet. Stattdessen versammelte man sich zum Abkühlen im geheizten Vorraum, verspeiste genüsslich Räucherfisch, gemischte Vorspeisen und Brot, trank Wodka oder Bier, manchmal auch Tee dazu, ehe man sich zum nächsten Schwitzgang aufmachte.

Heute ist es in der russischen Banja wie in allen anderen Dampfbädern üblich, sich nach dem Schwitzen an

Im Gegensatz zur finnischen Sauna ist es in der dampfbadähnlichen russischen Banja nicht ganz so heiß, dafür aber feuchter.

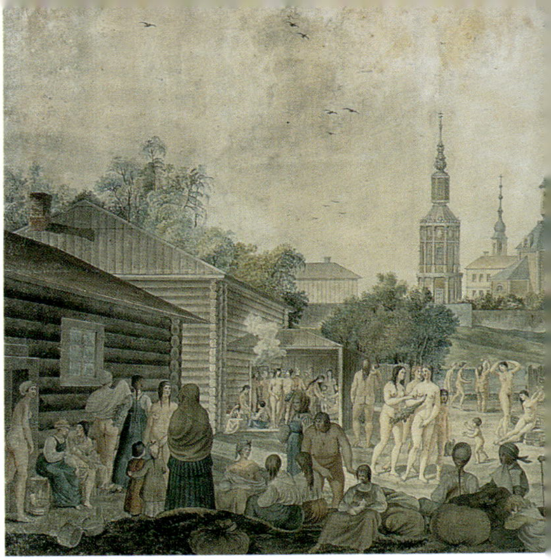

BILD LINKS: *In Deutschland griff man zunächst auf die römische und russische Dampfbadkultur zurück.*
BILD RECHTS: *Die finnische Sauna im olympischen Dorf bei der Olympiade im Jahr 1936.*

der Luft, im frischen Wasser oder im Schnee abzukühlen, wobei die Kühlphase mindestens so lange wie die Schwitzphase dauern sollte.

Kostspielige Badepaläste

In den deutschen Kureinrichtungen des 19. Jahrhunderts waren russische Dampfbäder gut vertreten, insbesondere in der Kombinationsform des römisch-russischen Bades.

Der russischen Tradition entlehnt war der feuchtwarme Dampfbaderaum, den römischen Aspekt bildeten Schwitzräume mit trockener Heißluft sowie unterschiedlich warme und kühle Wasserbecken. Diese Badeform konnte sich wegen ihres Raumbedarfs und ihrer Kostspieligkeit auf Dauer damals aber nicht durchsetzen. Die einfache, jedoch viel wirkungsvollere finnische Sauna ersetzte im darauf folgenden Jahrhundert diese monströsen und kostenintensiven Schwitz- und Badepaläste.

Die erste öffentliche Sauna entstand 1932 in Berlin und hielt von da an unaufhaltsam ihren Siegeszug durch ganz Deutschland.

Saunakultur in Deutschland

Die Olympischen Spiele 1936 in Berlin gelten kurioserweise als Startschuss für die Verbreitung der Saunakultur in Deutschland.

Die finnischen Athleten hatten sich für das olympische Trainingslager den Einbau einer Sauna erbeten, die dann auch an einem Badeteich in Döberitz nahe Berlin erstellt wurde. Nachdem die finnischen Sportler, allen voran das Laufwunder Paavo Nurmi, in ihren jeweiligen Disziplinen hervorragende Zeiten erzielten, führte man dies nicht zuletzt auf die Gewohnheit des regelmäßigen Saunabadens zurück.

Sportärzte und andere Mediziner begannen, sich dafür zu interessieren, und bald nahmen einige Sanatorien die Sauna in ihr Kur- und Rehabilitationsprogramm auf. Nach dem Zweiten Weltkrieg, ab 1948, wurden dann öffentliche Saunas für jedermann errichtet. 1950 waren es immerhin schon 300.

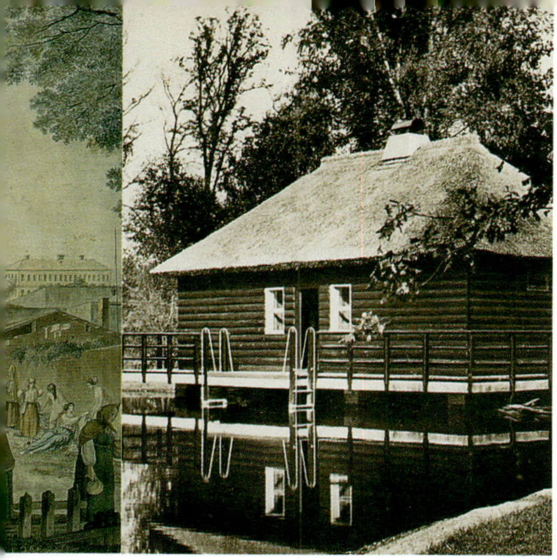

Die Sauna boomt

Seither war eine kontinuierliche Zunahme sowohl der Saunafreunde als auch der Saunabäder zu verzeichnen. Nach Angaben des Deutschen Sauna-Bundes aus dem Jahr 2000 nehmen in der Bundesrepublik Deutschland 26 Millionen Einwohner mehr oder weniger regelmäßig Saunabäder. Dafür stehen ihnen mehr als 5000 gewerbliche Saunabäder, 5000 Saunaanlagen in Hotels und Pensionen, 5200 Saunaeinrichtungen in Fitnessstudios und Sportanlagen sowie etwa 300 große Freizeit- und Erlebnisbäder mit Saunaanlage zur Verfügung.

Bei den Erlebnisbädern ist der Trend zur opulenten Saunalandschaft unverkennbar. Die traditionelle finnische Sauna wird dabei durch andere Badeformen wie Dampfbad, Hamam oder Warmluftbad ergänzt. An einem Saunanachmittag entspannt man sich beispielsweise erst im römisch-irischen Warmluftraum bei 45 °C. Dann, nach der ersten Abkühl- und Ruhephase, geht es in den 68 °C warmen Heißluftraum, und erst als dritten Gang entscheidet man sich für die 95 °C heiße finnische Sauna.

Trotz des ausgeweiteten Angebots ist das finnische Heißluftbad jedoch nach wie vor der Dreh- und Angelpunkt der Saunalandschaften. Bei einer Befragung von knapp 17 000 Besuchern einer solchen Anlage über die Rangfolge des Angebots an den unterschiedlichen Heißluftbädern hielten 83 Prozent die finnische Sauna für die wichtigste Badeeinrichtung. 15 Prozent der Befragten sprachen sich für den Dampfraum und elf Prozent für das Warmluftbad aus.

Ein Stück Lebensqualität

Zudem besteht, wie in Finnland schon seit Jahrzehnten, auch bei uns unverkennbar ein Trend zur Privatsauna. Deutschlandweit wurden bislang 1,1 Millionen Saunakabinen in Privathäuser eingebaut. Jährlich kommen etwa 30 000 neue hinzu. Bevorzugte Standorte sind Keller, Speicher, Gärten oder Wochenendhäuschen. Zweifelsohne ist es ein Stück Lebensqualität, wenn man jederzeit am Feierabend oder am Wochenende ohne Rücksicht auf Öffnungszeiten die eigene Sauna, allein

Sauna-Bund

Bei allen Fragen oder wenn Sie zusätzliche Informationen wünschen, wenden Sie sich bitte an den Deutschen Sauna-Bund e.V.
Kavalleriestraße 9
33602 Bielefeld
Tel. 05 21 / 96 67 90
Fax 05 21 / 9 66 79 19

oder mit Gästen, besuchen kann. Hier ist man unter sich, und auch wer, etwa wegen einer Hautkrankheit oder vermeintlicher Figurprobleme, die öffentliche Sauna scheut, muss auf den gesunden Schwitzspaß nicht verzichten.

Sauna im Haus

Die Saunaindustrie bietet Saunas (auch für zu Hause) an, bei denen man sich per Knopfdruck zwischen verschiedenen Badeformen entscheiden kann. In der Regel wählt man zwischen traditioneller Sauna, dem Softdampfbad (40 bis 55 Prozent Luftfeuchtigkeit, 48 bis 60°C) oder einem duftenden Kräuterbad – je nach Stimmung.

Der Deutsche Sauna-Bund e.V.

Seit seiner Gründung am 8. Februar 1949 gilt der Deutsche Sauna-Bund als einer der stärksten Motoren bei der Verbreitung der Saunaidee in Deutschland. Anliegen des eingetragenen Vereins war anfangs nur, die finnische Form des Schwitzbadens auch bei uns populär zu machen und deren gesundheitlichen Nutzen zu dokumentieren. Unter 30-jähriger Federführung von Dr. Werner Fritsche gedieh der Bund dann zu einem kleinen Imperium, von dem aus die unterschiedlichsten Aktivitäten zur Förderung der Saunakultur entfaltet wurden: internationale Fachtagungen, wissenschaftliche Forschungsarbeiten, Publikationen von Fachzeitschriften wie »Sauna-Archiv«, »Internationales Sauna-Archiv« und »Saunabetrieb und Bäderpraxis«, die Organisation von gewerblichen Saunabetreibern, Bau- und Betriebsberatungen, Planungshilfen, Aus- und Weiterbildung von Fachpersonal, Saunameistern und Saunameisterinnen.

Für Verbraucher dürften besonders die regelmäßig veröffentlichten Adressen aller Mitgliedsbäder des Deutschen Sauna-Bundes interessant sein. Von Aachen oder Aalen bis Zörbig und

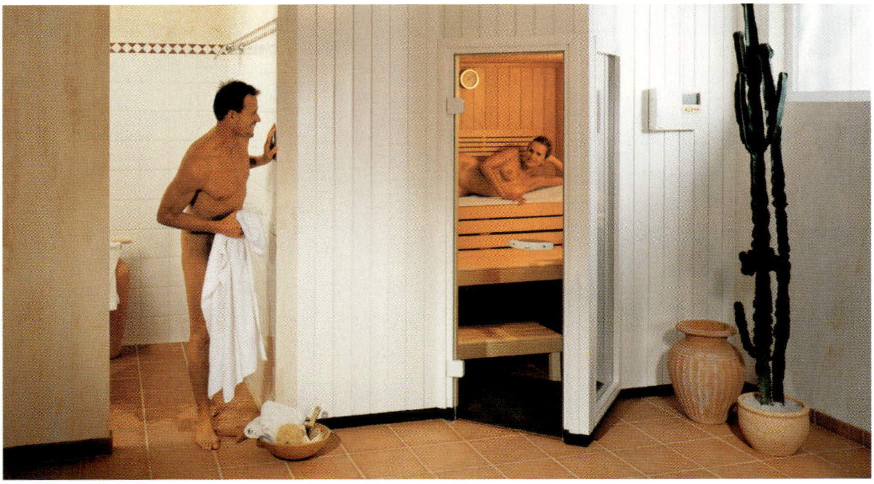

Eine Sauna lässt sich in fast jedes Haus – ob Eigenheim oder Mietswohnung – integrieren.

Zwiesel finden sich in den meisten Städten Saunas, die dem Deutschen Sauna-Bund angehören. Sie weisen sich an der Eingangstür durch ein ovales Emblem aus, das zwei Saunabadende stilisiert darstellt. Sie garantieren unverfälschten Saunagenuss sowie einen ordentlichen Badeablauf nach den vom Deutschen Sauna-Bund erarbeiteten Richtlinien und Standards.

Sauna und Dampfbad

Sowohl Dampfbad als auch Sauna sind Wechselbäder mit Hitze- und Kälteanwendungen. Auch die Badeabläufe sind ähnlich. Sie unterscheiden sich jedoch hinsichtlich Luftfeuchtigkeit und Raumtemperatur in der Schwitzkabine erheblich voneinander.

Wüstenhitze in der Sauna

In der Sauna schwitzt man in sehr heißer und extrem trockener Luft. Auf der oberen Bank herrschen Temperaturen zwischen 80 und 100 °C. Die relative Luftfeuchtigkeit beträgt dort nur zwei bis fünf Prozent. Aufgrund der niedrigen Luftfeuchtigkeit vergleicht man die Verhältnisse in der Sauna oft mit der trockenen Wüstenhitze. Die hohen Temperaturen in der Sauna werden von einem Ofen erzeugt, der nicht nur die Luft aufheizt, sondern auch reichlich Strahlungswärme entfaltet.

Nebelwaldklima im Dampfbad

Das (klassische) Dampfbad oder Nebelbad wird anders als eine Sauna beheizt und weist ein gänzlich anderes Klima auf. Ein Dampfkessel erzeugt heißen Wasserdampf, der mittels Röhren in den Schwitzraum gelangt und dort für die nötige Wärme sorgt. Die Luft im Schwitzraum wird dabei so feucht, dass der Dampf in Nebel übergeht, ähnlich der feuchtheißen Luft, wie sie beispielsweise in den tropischen Nebelwäldern Costa Ricas vorherrscht. Dampfbäder sind deshalb in der Regel mit Fliesen ausgestattet, denen die Feuchtigkeit nichts anhaben kann.

Die relative Luftfeuchtigkeit in einem solchen Bad kann bis zu 100 Prozent betragen. Die Temperaturen liegen aber nur bei 40 bis 50 °C. Deswegen wird das Dampfbad manchmal auch »nur« als Wärmebad bezeichnet.

Wegen der hohen Luftfeuchtigkeit werden die Temperaturen jedoch stärker empfunden und es muss ausreichend Frischluft zugeführt werden, da-

Heiß & trocken

Die Bezeichnung »römisches Dampfbad« ist irreführend, da die römischen Bäder nicht mit Dampf, sondern mit heißer und trockener Luft betrieben wurden. Sie ähnelten damit also der finnischen Sauna, auch wenn die Temperaturen nicht ganz so hoch waren.

mit es zu keiner Überlastung der Atemwege und des Herz-Kreislauf-Systems kommt.

Dampfbad oder Sauna?

Sowohl in der Sauna als auch im Dampfbad sollte auf das Schwitzen die Abkühlung an der frischen Luft und im kalten Wasser folgen sowie anschließend eine Ruhephase.

Dampfbäder ohne Abkühlung, wie in der Vergangenheit beispielsweise in der russischen Banja praktiziert, sind nicht zu empfehlen, da der gesundheitliche Nutzen von Dampfbad und Sauna vor allem auf dem Wechsel von heiß und kalt beruht. Wird den Wechselreizen genügend Aufmerksamkeit geschenkt, stellen sowohl das Dampfbad als auch die Sauna echte Jungbrunnen dar, die jedem nur wärmstens ans Herz gelegt werden können. Dennoch gibt es einige Unterschiede zu berücksichtigen.

Dampfbäder erzeugen aufgrund der höheren Luftfeuchtigkeit eine stärkere Durchfeuchtung der Haut und werden z. B. bei trockener und zu Spannungen neigender Haut als besonders angenehm empfunden. Dafür kann die empfohlene Verweildauer im Dampfbad von 15 bis 20 Minuten eher belastend für Herz und Kreislauf werden als die acht bis zwölf Minuten in der Sauna. Das Dampfbad macht folglich müder als die Sauna, was aber für stressgeplagte, überdrehte Menschen durchaus von Vorteil sein kann.

Bild links: *Die klassische Sauna zeichnet sich durch eine trockene Hitze aus, bei der man schnell schwitzt.*
Bild rechts: *Im Dampfbad herrschen dagegen niedrigere Temperaturen und eine höhere Luftfeuchtigkeit.*

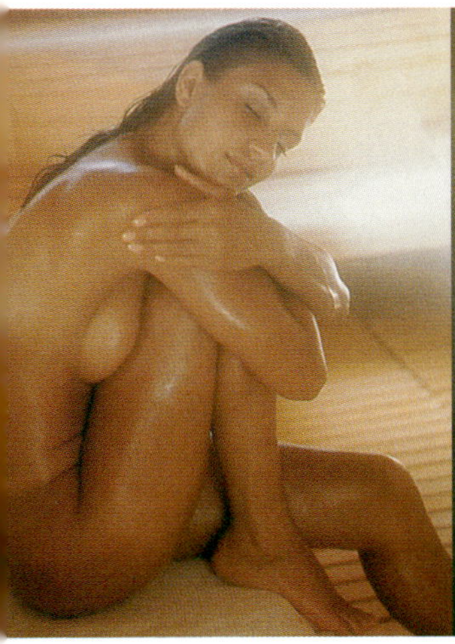

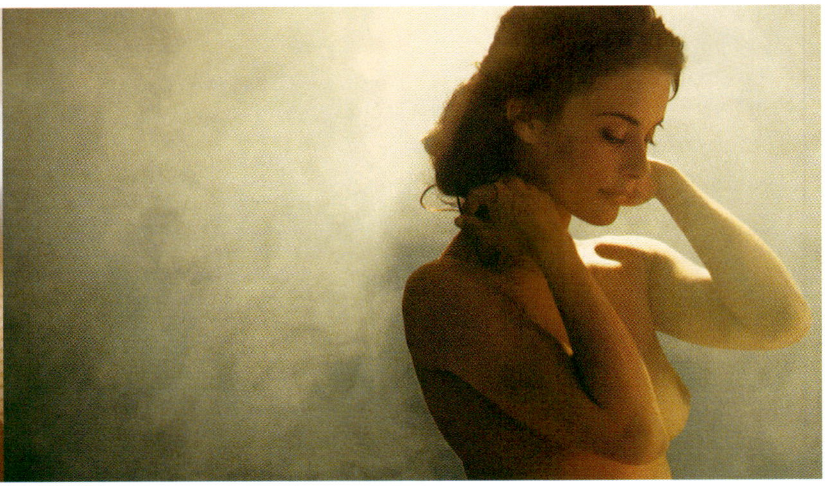

Ein eindeutiges Plus für die Sauna liegt in der höheren Temperaturdifferenz zwischen Schwitzkabine und Abkühlphase. Das trainiert die Regulationsmechanismen des Organismus stärker als beim Dampfbad und hat einen wesentlich größeren Abhärtungseffekt. Davon profitieren u.a. die Blutgefäße, das Immunsystem und die verschiedenen vegetativen nervlichen Funktionen.

Wer etwas für seine Gesundheit zu tun gedenkt, für den hat aus medizinischer Sicht die klassische Sauna mehr zu bieten als das Dampfbad. Wem es hingegen mehr ums Genießen und das Entspannungserlebnis geht, der ist mit einem wohligen Dampfbad auch bestens bedient.

Bei Dampfbädern wird noch weiter differenziert:

- Klassische Dampfbäder oder so genannte Nebelbäder

Dabei ist die Luft so mit Feuchtigkeit übersättigt, dass zahllose winzige Wassertropfen in der Luft als Nebel sichtbar werden. Die russische Banja ist ein typisches Nebeldampfbad.

- Sanfte Dampfbäder mit untersättigter Feuchtigkeit

Dabei tritt das Wasser in der Luft nur gasförmig als Dampf auf, es bildet sich kein sichtbarer Nebel. Die Luftfeuchtigkeit ist damit deutlich geringer als in den Nebelbädern. Klassische Beispiele für diese sanften Dampfbäder sind der türkische Hamam, das irische und das römische Bad.

Besonders wohltuend ist ein Aufenthalt im Dampfbad bei Problemen mit den Atemwegen. Die angenehme Durchfeuchtung ermöglicht ein freieres und tieferes Durchatmen.

Weiterentwicklungen der Sauna

Auf dem Saunamarkt hat sich mittlerweile so viel getan, dass der traditionelle Begriff »Sauna« geschützt werden musste, um Verwechslungen vorzubeugen. Dennoch gibt es einige Fortentwicklungen und Abwandlungen der Sauna, die durchaus der Beachtung wert sind.

Das Sanarium®

Das Sanarium® wurde früher oft als Biosauna angeboten, bis diese Bezeichnung untersagt wurde. Im Unterschied zur Sauna bietet das Sanarium® eine Luftfeuchtigkeit von 40 bis 45 Prozent und Temperaturen bis zu 60 °C. Das Sanarium® ist eine besonders kreislaufschonende Variante von Dampfbad und Sauna, eigentlich eine Mischform zwischen beidem. Saunahersteller bieten heute eine spezielle Technik (patentierte Klimaregelung) an, bei der per Knopfdruck zwischen klassischer Sauna und Sanarium® gewählt werden kann. (Siehe hierzu Special auf Seite 36ff.)

Das Sanarium® wurde von der Firma Klafs patentiert und ist ausschließlich dort erhältlich.

Die Infrarotsauna

Ein weiterer Vorteil der Infrarotsauna besteht in ihrer wesentlich kürzeren Aufheizzeit.

Die Infrarotsauna wird mit Infrarotstrahlern beheizt. Das Wärmeerlebnis, das man darin verspürt, ist anders als in der klassischen Sauna, da es sich vorwiegend um Strahlungswärme handelt. Der Nachteil: Nicht alle Körperpartien können gleichzeitig und gleichmäßig angestrahlt und somit erwärmt werden. Der Vorteil: Die Infrarotstrahlung erzeugt einen gezielten Wärmereiz z. B. bei hartnäckigen Muskelverspannungen.

Helarium

Bei dieser Form der Sauna kommt man zusätzlich in den Genuss einer Licht- und Farbtherapie. Niederdrucklampen mit speziellen Gasmischungen erzeugen im Helarium unterschiedliche Farbeffekte.

Farbeffekte erhöhen den Entspannungs- und Erholungswert beim Saunabaden noch zusätzlich.

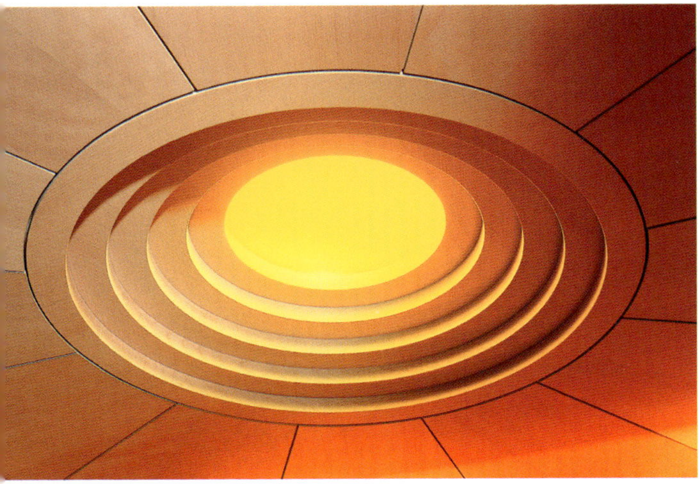

Das ist durchaus begrüßenswert, da man die Farben entsprechend der jeweiligen Gemütslage bestimmen kann. Sobald sich mehrere Personen in der Saunakabine aufhalten, muss man sich natürlich bezüglich der Farbwahl einigen. Zur Disposition stehen die Farben Rot, Gelb, Blau, Grün und Weiß, denen in der Farbpsychologie die folgenden Wirkungen zugesprochen werden:

- Rot steigert die Aktivität der Haut und der Drüsen und stimuliert die Lebensgeister.
- Gelb wirkt sich positiv auf die Verdauung und auch auf die geistige Leistungsfähigkeit aus.
- Blau wirkt entspannend und blutdrucksenkend.
- Grün wirkt beruhigend und beeinflusst Schlafstörungen positiv.
- Weiß ist stimmungsaufhellend und damit die Farbe der Wahl bei negativer Gemütslage und leichten depressiven Verstimmungen.

Kräuterbad

Beim Kräuterbad werden die Aromaauszüge verschiedener Heilpflanzen in den Saunaraum geleitet. Je nach Wirkstoff kann man damit z. B. Schlafstörungen oder Erkrankungen der Atemwege günstig beeinflussen.

Moderne Saunalandschaften

Das Bäderhaus in Bad Kreuznach

Wer heutzutage in eine öffentliche Sauna gehen möchte, findet natürlich nach wie vor die eher spartanisch anmutenden Einrichtungen früherer Jahrzehnte, wo der sportliche Abhärtungsgedanke auch das Ambiente dominierte. Mittlerweile haben sich jedoch die Ansprüche des Publikums gewandelt. Wellness ist allenthalben angesagt und selbst städtische Saunaanlagen werden mehr und mehr mit zusätzlichen Angeboten zum Ausspannen, Wohlfühlen und Auftanken ausgestattet. Ein gelungenes Beispiel für eine dieser opulenten Wohlfühloasen ist das »Bäderhaus« in Bad Kreuznach. Die Anlage bietet nahezu alles, was das Herz eines Erholungssuchenden zu begehren vermag, und eröffnet neue Dimensionen in der Sauna- und Bäderbranche.

Neben der urigen finnischen Blockhaussauna findet man hier auch eine Kristallsauna. Überdimensionale Rauchquarzkristalle über dem Saunaofen verströmen ein angenehmes Licht, das die Tiefenentspannung fördern soll. Im großzügigen maurischen Dampfbad im maghrebinischen Stil herrschen Temperaturen von etwa 40 °C. Der türkische Hamam und das Scheherezadebad wecken Erinnerungen an die Geschichten aus Tausendundeiner Nacht. Wer mag, kann nach altrömischer Sitte im Tepidarium oder Laconicum in Blüten- und Kräuteressenzen schwelgen. Nach dem Schwitzen hat der Gast die Wahl zwischen verschiedenen Becken, Bädern und Duschen: Die tropischen Regengüsse und Eisgrotten mit Raureif oder Crushed Ice wecken die Lebensgeister garantiert!

Zum Fitness- und Wellnessprogramm gehören eine fernöstliche Shiatsumassage und ein Kosmetikangebot, das von Bio-Facelifting bis zur revitalisierenden Gesichtspflege reicht. Unter dem Dach der Anlage stehen den Gästen des Weiteren eine Softdrinkbar, ein Solebecken, mehrere Erlebnisbecken und Sprudelliegen zur Verfügung. Im Solarium oder in dem ca. 850 Quadratmeter großen Dachgarten kann man sich nahtlos bräunen und unter Bambusbäumen oder meterhohen Palmen die Sterne am gläsernen Himmel zählen. Auch für das kulinarische Wohl ist gesorgt: Nach dem Schwitzen und Baden kann man sich im Restaurant der Anlage den Freuden des Gaumens hingeben. Der Gedanke an römische Badepaläste vergangener Zeiten kommt einem da unwillkürlich in den Sinn – was sicherlich beabsichtigt ist.

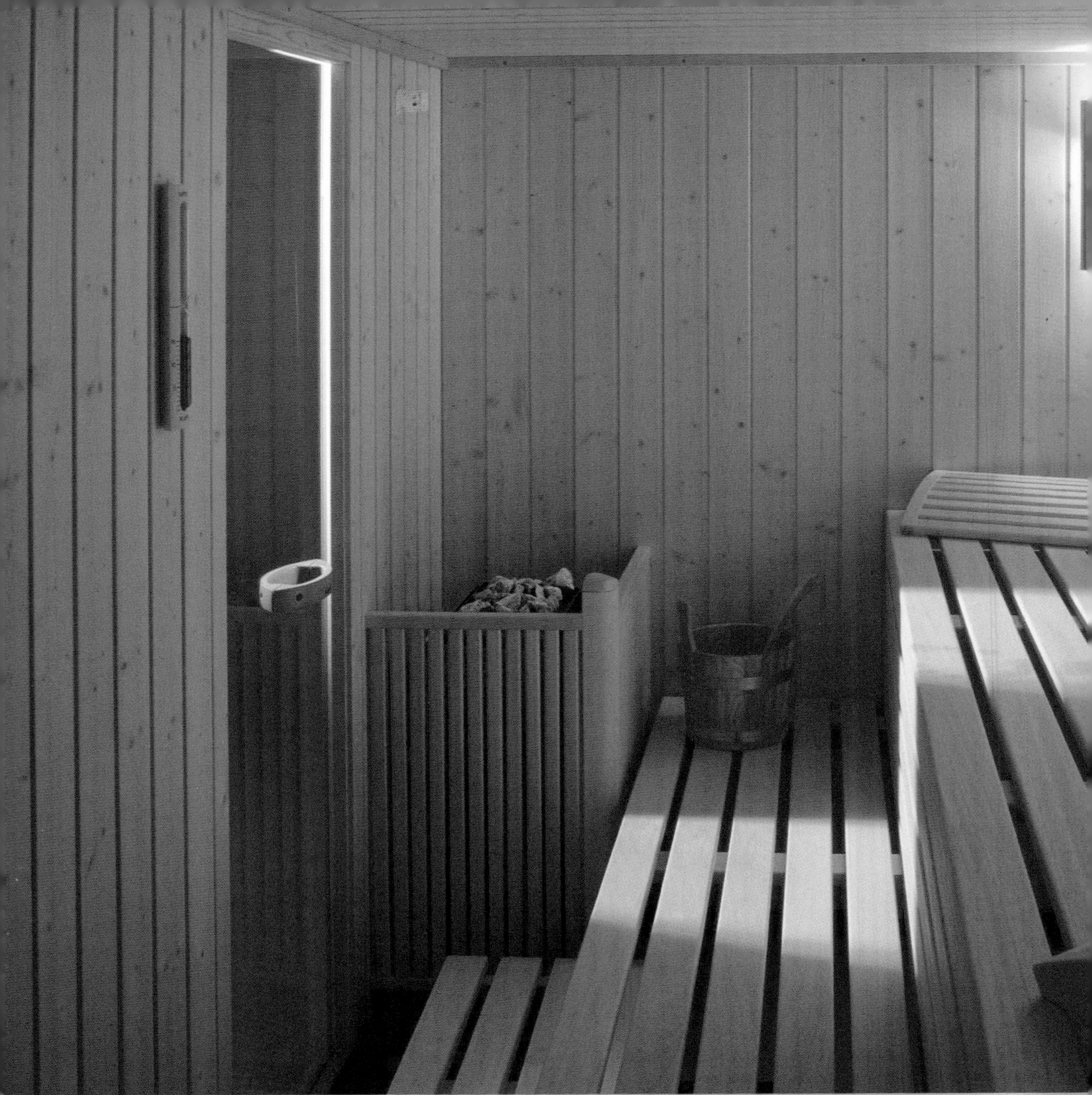

Die prinzipiell notwendige Minimalausstattung einer Sauna besteht aus Umkleide-, Nass- und Schwitzraum. Bei kleinen Heimsaunas kann als Nassraum auch das Bad dienen, und es entfällt die Notwendigkeit eines speziellen Umkleideraums.

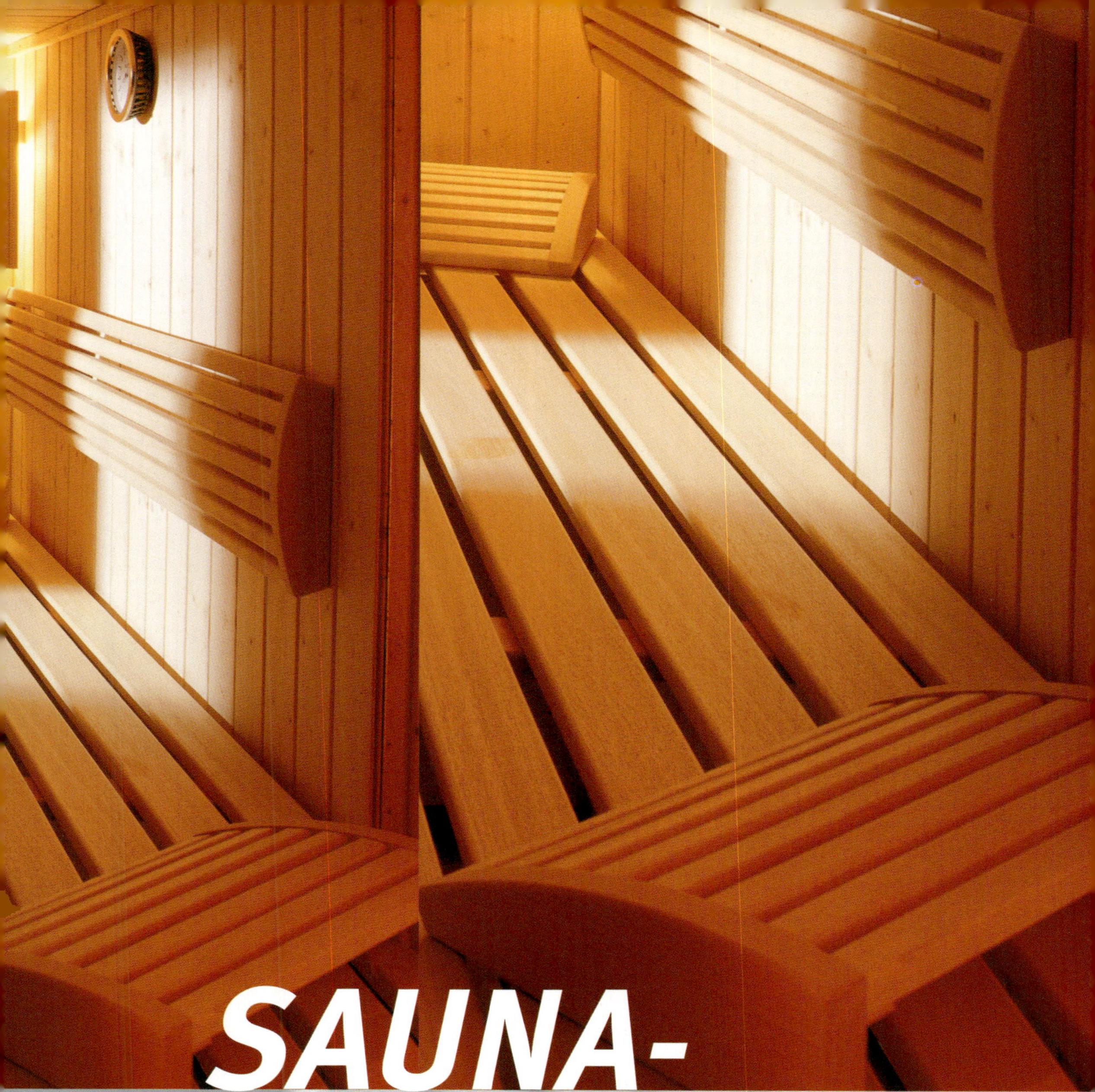

SAUNA-AUSSTATTUNG

Die Saunaanlage

Der Umkleideraum

Im Umkleideraum einer öffentlichen Sauna befinden sich Kabinen zum An- und Auskleiden, Garderobenschränke und Schließfächer, in denen man seine persönlichen Utensilien verwahren kann. Zur Pflege nach dem letzten Saunagang stehen Solarien und elektrische Haartrockner bereit. Nur bei sehr kleinen Saunas sind dort auch Ruheliegen aufgestellt. Sofern es der Platz erlaubt, ist dafür aber normalerweise ein Ruheraum vorgesehen, der von der allgemeinen Unruhe abgeschirmt ist.

Der Ruheraum in öffentlichen Saunas ist wörtlich zu verstehen. Hier sollten – zumindest laute – Gespräche und jede Form der Hektik vermieden werden.

Der Nassraum

In kleinen Saunas gibt es nur einen Nassraum, der sowohl dem vorherigen Duschen dient als auch für die Kaltwasseranwendungen nach dem Schwitzen genutzt wird. Bei größeren Saunas befinden sich die warmen Duschen nebst Toiletten üblicherweise in einem gesonderten Vorreinigungsraum. Dies verhindert, dass warme Dämpfe von den Duschen in den Nassraum gelangen, der ausschließlich dem Abkühlen vorbehalten sein sollte.

Zur Abkühlung nach den Schwitzgängen stehen im Nassraum mehrere Kaltwassereinrichtungen bereit. Das sind in der Regel Kaltduschen, Schläuche für Kneippgüsse oder Kübelduschen (Holzeimer mit Griff), Schwallbrausen sowie ein großes Tauchbecken. Mehrere flache Fußwärmbecken nebst Sitzgelegenheiten sind für Fußbäder gedacht, die in der Abkühlphase bei der Normalisierung der Körpertemperatur helfen. Im Nass- oder Abkühlraum herrschen Temperaturen zwischen 18 und 20 °C.

Der Schwitzraum

Der Schwitzraum ist das Kernstück der Anlage. Man erreicht ihn durch eine Holztür, die aus Sicherheitsgründen ganz leicht nach außen aufgeht. Ein längliches Türfenster beugt möglichen Beklemmungsgefühlen in der engen Kabine vor. Die Saunakabine ist innen, an Decke und Wänden, komplett mit Holz ausgekleidet, was ihr die urige Gemütlichkeit einer kleinen Holzhütte verleiht. Die Holzbauweise hat aber auch einen unverkennbar praktischen Wert: An Holz kann man sich nicht verbrennen, auch nicht bei den für die Sauna typischen hohen Temperaturen. Das Holz ist in jedem Fall naturbelassen, denn Lacke und Farben würden sich in der Hitze lösen und giftige Dämpfe verbreiten. Auch Nägel und Metalle sind in der Saunakabine tabu.

Metalle sind hervorragende Wärmeleiter, und bei Berührung käme es zu schmerzhaften Verbrennungen.

Für die Innenverkleidung ist das Holz der kanadischen Hemlocktanne gebräuchlich, das sehr hart und frei von Astlöchern ist, oder das preiswertere Holz der nordischen (karelischen) Fichte. Kiefernholz ist nicht geeignet, da es zu stark harzt.

Der Fußboden hat einen einfachen Zementestrich oder ist mit Keramikfliesen belegt. Darauf liegt meist ein hölzerner Lattenrost.

In einer Ecke befindet sich der Ofen, auf dem ein Satz Wärmespeichersteine liegt. Daneben steht in aller Regel ein Wassereimer mit Schöpfkelle für den Aufguss. Neben der Tür befindet sich eine drehbare Sanduhr, die in 15 Minuten, der maximalen Schwitzzeit, durchgelaufen ist. Eine spezielle Saunaleuchte verbreitet gedämpftes Licht, das schmeichelt und Geborgenheit vermittelt.

Drei Bänke – fünf Temperaturbereiche

Eine durchschnittliche Saunakabine ist mit drei Liegebänken ausgestattet. Sie bestehen aus Latten von westafrikanischem Abachi- oder heimischem Pappelholz. Beide Holzarten sind mäßige Wärmeleiter und können nicht unangenehm heiß werden. Die Zwischenräume zwischen den Latten müssen sein, damit der Luftumlauf gewährleistet ist.

Die Liegebänke sind stufenförmig in unterschiedlicher Höhe angeordnet. Auf diese Weise finden mehr Personen in der engen Saunakabine Platz. Und

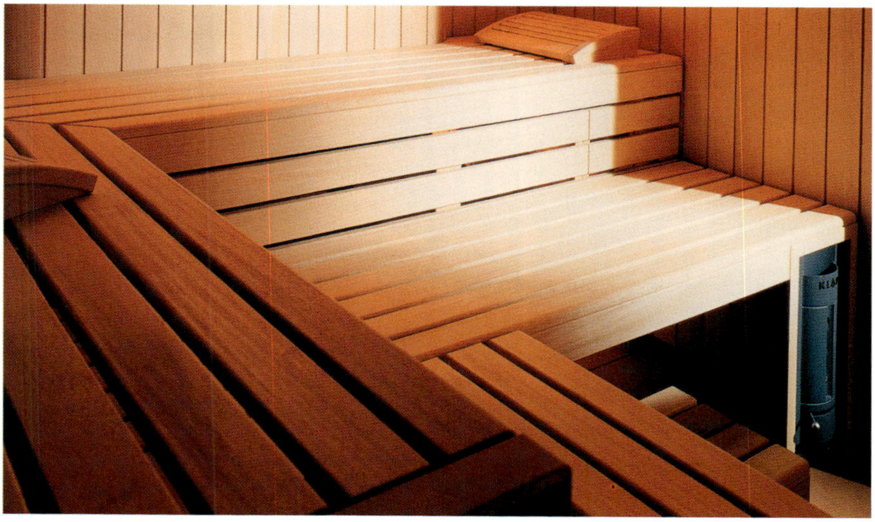

Die meisten Saunakabinen sind mit Sitzbänken in drei unterschiedlichen Höhen ausgestattet.

weil warme Luft bekanntlich nach oben steigt, ist die Temperatur an der Kabinendecke wesentlich höher als am Fußboden. Durch die entsprechende Platzwahl kann man seinen Schwitzgang der jeweiligen Tagesform und der jeweiligen Temperaturgewöhnung individuell anpassen.

Zwischen Saunadecke und Fußboden unterscheidet man fünf Temperaturbereiche:

- Direkt unter der Decke ist die Luft mit 90 bis 100 °C am heißesten.
- Auf der obersten Liegebank (rund einen Meter unterhalb der Decke) zeigt das Thermometer ungefähr zwischen 80 und 90 °C an.
- Auf der mittleren Liegebank ist die Luft ca. 60 bis 70 °C heiß.
- Auf der unteren Bank liegt die Temperatur bei 50 bis 60 °C.
- Über dem Fußboden der Sauna ist die Temperatur mit 40 bis 45 °C relativ niedrig.

Der Temperaturunterschied in einer Saunakabine beträgt also zwischen Decke und Fußboden nicht weniger als 60 °C.

Ein Thermometer sowie ein Hygrometer zur Messung der Luftfeuchtigkeit befinden sich normalerweise in Höhe der obersten Liegebank. Um die Temperatur für die untere Bank zu ermitteln, zieht man 30 bis 35 °C vom oben angezeigten Wert ab.

Der Saunaofen

Saunaöfen sind heute fast ausschließlich Elektroöfen (lediglich in großen Anlagen wird bisweilen mit Gas oder Öl geheizt). Man braucht keinen Kamin mehr, und es wird auch nicht, wie bei anderen Heizformen, Sauerstoff aus der Kabine abgezogen.

Auf dem Ofen liegt ein Eisengitter, auf dem eine ausreichende Menge von Ofensteinen liegt. Sie bestehen meist aus Tiefengestein wie beispielsweise Granit, Diorit, Gabbro oder Peridotit. Die Steine sorgen für eine gleichmäßige Strahlungswärme. Sie dienen auch als Verdampfer, wenn beim Aufguss eine Kelle Wasser darüber gegossen wird. Vorne und seitlich wird der TÜV-geprüfte Ofen durch Holzgitter aus Abachi- oder auch aus Pappelholz abgeschirmt.

Für kleinere Saunakabinen gibt es mittlerweile ganz flache Öfen oder solche, die unter den Sitzbänken Platz finden (»Unterbanköfen«). Das aromatisierte Wasser für den Aufguss wird dann durch einen Trichter eingefüllt.

Eine Sauna ist erst dann ausreichend vorgeheizt, wenn nicht nur die Luft, sondern auch Decke, Wände und Bänke ordentlich temperiert sind. Dann ist die Sauna »reif« oder »gar«, wie die Finnen sagen. Je nach Saunagröße ist das nach eineinhalb bis zwei Stunden der Fall.

Über ein Belüftungssystem im unteren Teil der Saunakabine wird feuchte und verbrauchte Luft abgeleitet und unmittelbar am bzw. in den Ofen frische, d.h. sauerstoffreiche Luft zugeführt. Dort erhitzt sich die Luft auf über 100 °C und steigt zur Decke auf. Durch einen Thermostat wird die Temperatur in der Saunakabine automatisch reguliert.

Am Boden feuchter

In der Saunakabine ist die Luftfeuchtigkeit von besonderer Bedeutung. Ist sie zu niedrig, könnten die Schleimhäute der Atemwege austrocknen, was zu Nasenjucken und Reizhusten führen würde. Enthält die Luft zu viel Wasserdampf, ist die Kühlung des Körpers durch den verdunstenden Schweiß behindert, und es wird rasch unangenehm heiß.

Umgekehrt zur Temperatur nimmt die relative Luftfeuchtigkeit in der Saunakabine von der Decke zum Fußboden zu.

Über dem Saunaofen steigt die heiße Luft zur Decke. Dabei saugt sie sich voll mit verdunstendem Schweiß, wird schwer (gesättigt), sinkt zu Boden und wird schließlich durch die Lüftung abgeleitet. Dieser Kreislauf hat zur Folge, dass die relative Luftfeuchtigkeit an der Decke etwa zwei bis fünf Prozent, auf der oberen Bank drei bis zehn Prozent und am Fußboden 20 bis 60 Prozent beträgt. Bei einem Aufguss steigen diese Werte kurzzeitig stark an.

Sauerstoffgehalt in der Saunakabine

Wenn Luft erhitzt wird, dehnt sie sich aus. Heiße Luft ist somit dünner als kühle und enthält weniger Sauerstoff. Messungen ergaben, dass der Sauerstoffgehalt auf der oberen Saunabank etwa dem in 2000 bis 2500 Meter Höhe entspricht, also wie in den Bergen ist. Da man in der Sauna liegt oder entspannt sitzt, ist der Sauerstoffbedarf des Organismus jedoch gering und die »dünne Bergluft« völlig ausreichend.

Wenn Sie die Temperatur auf der unteren Bank ermitteln wollen, müssen Sie von dem auf dem Thermometer angezeigten Wert etwa 30 bis 35 °C abziehen.

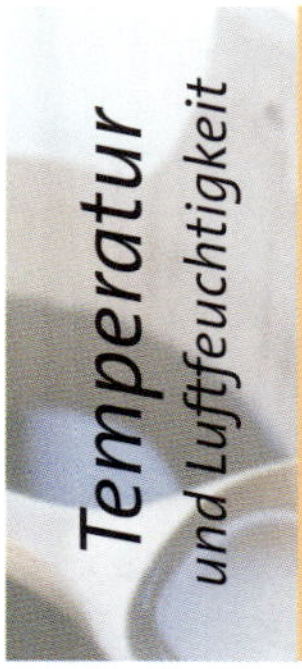

Relative Luftfeuchtigkeit	Temperatur	Ort
2 - 5 %	90 - 100 °C	Unter der Decke
3 - 10 %	80 - 90 °C	Auf der oberen Bank
8 - 25 %	60 - 70 °C	Auf der mittleren Bank
15 - 35 %	50 - 60 °C	Auf der unteren Bank
20 - 60 %	40 - 45 °C	Auf dem Fußboden

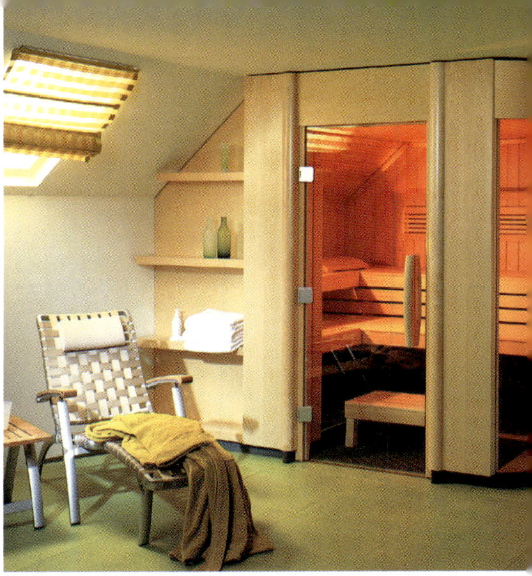

BILD LINKS: *Der – oft ungenutzte – Speicher ist der ideale Ort für den Einbau einer eigenen Sauna.*
BILD RECHTS: *Bei der Sauerstoffdusche kann reiner Sauerstoff über einen Inhalationsschlauch zugeführt werden.*

Sauerstoffduschen

Die geringere Sauerstoffsättigung des Blutes unter Wärmeeinwirkung spielt bei der gegebenen Kürze eines Saunabesuchs kaum eine Rolle.

Trotz des geringeren Sauerstoffbedarfs haben Hersteller auf die speziellen Sauerstoffverhältnisse in der Saunakabine reagiert und bieten heute so genannte Sauerstoffsaunas an. In diesen kann man sich über einen Inhalationsschlauch zusätzlich mit Sauerstoff versorgen, was die allgemeine Leistungsfähigkeit steigern soll und gerade von älteren Menschen geschätzt wird.

Eine solche Sauerstoffdusche steuert nicht nur der dünnen Luft im Schwitzraum entgegen, sondern auch einem speziellen physiologischen Effekt, der dort auftritt. Unter Wärmeeinfluss nimmt das Hämoglobin des Blutes weniger Sauerstoff aus den Lungen auf und gibt gleichzeitig mehr davon an das Gewebe ab. Als Folge stellt sich eine vorübergehende Sauerstoffverminderung im Blut ein. Sie fällt wegen der Kürze des Aufenthalts im Schwitzraum allerdings so gering aus, dass niemand deswegen in Sorge geraten müsste. Dies zeigen zweifelsfrei die Erfahrungen, die seit Jahrhunderten mit der klassischen Sauna auch ohne zusätzliche Sauerstoffeinrichtungen gemacht wurden.

Ganz schön schräg – die Dachsauna

Der Gedanke daran, jederzeit in die Sauna gehen zu können, ohne erst weit fahren und sich dann mit vielen anderen Menschen an der Kasse drängeln zu müssen, hat etwas sehr Verführerisches. Deshalb wird die Sauna im eigenen Zuhause immer beliebter.

Und auch wenn der einzige freie Raum, den man zur Verfügung hat, der ungenutzte, staubige Speicher ist, stellt das heute kein Problem mehr dar. Saunahersteller bieten mittlerweile Saunas an, die man überall einbauen kann – auch unter dem Dach.

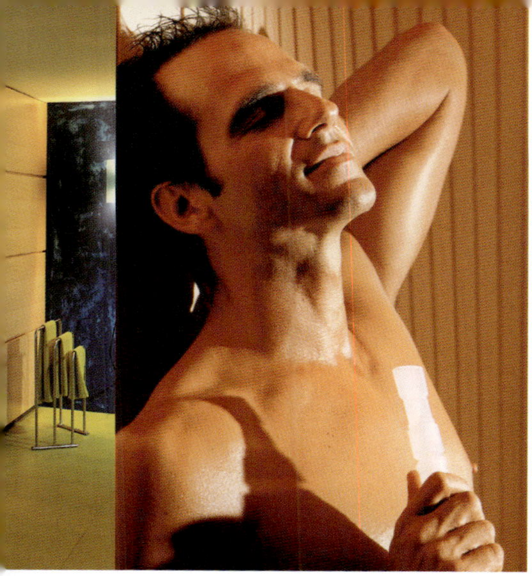

Im Prinzip genügen schon vier bis fünf Quadratmeter freie Fläche für eine Sauna, die beispielsweise vier Personen Platz bietet. Bei der Planung sollten allerdings die folgenden Punkte auf keinen Fall übersehen werden:

- Natürlich der Saunaraum
- Der Duschplatz (kein Muss, aber sinnvoll): Wenn die räumlichen Gegebenheiten es zulassen, sollte dieser möglichst etwas größer sein als die üblichen Duschbadewannen (beispielsweise 100 mal 120 oder 150 Zentimeter). Die wichtigste Ausstattung stellt ein Kneipp-Gießschlauch dar, denn damit ist die Abkühlung am schonendsten. Zusätzlich kommt eine Schwallbrause in Betracht, ferner eine Brausebatterie für die Vorreinigung. Falls das Wasser für die Abkühlung temperiert werden soll, ist jeweils eine Mischbatterie erforderlich.
- Der Aufenthaltsbereich: Da auch die Atmosphäre des Saunavorraums entscheidend zur Annehmlichkeit des Saunabads beiträgt, ist es vorteilhaft, wenn dieser ausreichend Platz zum Verweilen bietet. Sinnvoll ist eine Sitzbank. Zusätzlich können ein oder zwei Ruheliegen oder auch ein Solarium vorgesehen werden.
- Die Möglichkeit der Abkühlung durch kühle Frischluft: Ideal ist es, wenn man nach dem Aufenthalt in der Sauna ins Freie gehen kann, beispielsweise auch auf einen Balkon. Zumindest sollte ein Fenster zur Verfügung stehen, damit die Atmungsorgane durch frische, möglichst kühle Luft zurückgekühlt werden können.

Falls Sie Mieter sind, sollte der Einbau einer so genannten Elementkabine erwogen werden, da diese den unschätzbaren Vorteil bietet, im Fall eines Umzugs problemlos mitgenommen werden zu können.

Als Fußboden empfiehlt sich ein Zementglattstrich, Estrich-, Klinker- oder Fliesenbelag. Die beiden Letzteren bieten besondere Vorteile wegen der leichteren Reinigung. Ein Bodenablauf ist nicht erforderlich.

Es sollte darauf geachtet werden, dass der Fußboden absolut waagerecht ist. Eine spezielle Bodenisolierung ist nicht notwendig, da die Temperatur in

Ganz individuell

Muss für Ihre Sauna eine Ecke ausgespart oder eine Schräge berücksichtigt werden? Haben Sie individuelle Designwünsche, wie z. B. ein zusätzliches Fenster in runder, rechteckiger oder in Trapezform? Nach Angaben des Marktführers Klafs Saunabau kann man die Saunakabine den räumlichen Gegebenheiten nahezu unbegrenzt anpassen.

Wer Platz genug hat, kann sich neben der Heimsauna auch einen Fitnessraum einrichten und auf diese Weise das volle Fitness- und Wellnessprogramm auskosten.

einer Sauna, wie bereits erwähnt, am Boden nur etwa 20 bis 40 °C beträgt, während sie an der Decke fast bis auf 100 °C ansteigt.

Die Zuluft kann man aus dem Saunavorraum entnehmen, wenn dieser ausreichend belüftbar ist, andernfalls über einen Wanddurchbruch aus einem gut belüfteten Nebenraum.

Ergänzende Ausstattung der Dachsauna

Der Traum, die Sauna zu Hause mit einer Möglichkeit zu verbinden, die körperliche Fitness zu steigern, ist für jeden Bedarf und Geschmack leicht zu realisieren – auch für denjenigen, der bereits eine eigene Sauna unter dem Dach besitzt. Denn zusätzliche Ausstattungselemente, die als Komplettangebot problemlos in jede Sauna eingebaut werden können, runden die Erholungsmöglichkeiten in der Privatsauna ab.

So bietet z. B. das Sanarium® (siehe Seite 36ff.) die Möglichkeit, fünf Badeformen in einer Sauna zu vereinen. Die vorhandene Dachsauna lässt sich durch den Einsatz des Sanariums® zusätzlich in ein Warmluftbad, ein Softdampfbad oder in ein Kräuterbad verwandeln. Und als aktuelle Neuerung erweitert das Tropenbad diese schon bewährten Saunavariationen um eine weitere, fünfte Badeform. So kann man im Sanarium® per Knopfdruck ganz nach Belieben das Bad wählen, bei dem man sich am wohlsten fühlt.

Das Tropenbad wird nur bis zu 75 °C heiß; es verfügt allerdings über eine erhöhte Luftfeuchtigkeit.

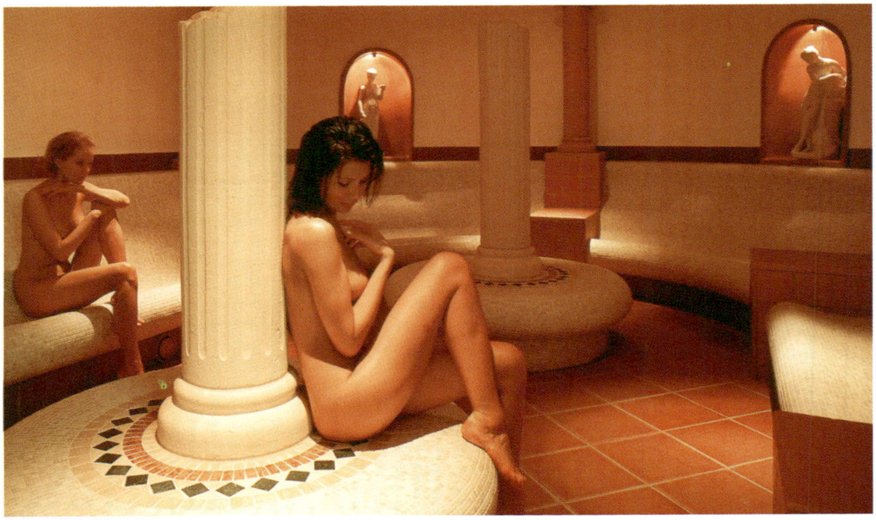

Die Sauna im Freien

Der eigene Garten, das beliebteste Refugium der Deutschen, ist seit einiger Zeit um eine exklusive Gesundheitsoase reicher geworden. Saunaliebhaber können jetzt im Freien die natürlichste Form des Saunabadens genießen. Wie im finnischen Herkunftsland kann man mit einer Gartensauna die Natur pur erfahren. Sie bringt den ursprünglichen Erlebniswert des Saunabadens zurück und erlaubt – unabhängig von den Jahreszeiten – eine ganzjährige Nutzung des eigenen Gartens. Darüber hinaus bietet die Gartensauna die Möglichkeit des Saunabadens, ohne aufwändige Umbauarbeiten im Eigenheim vornehmen zu müssen.

Natürliche Ursprünglichkeit

Schon in frühesten Zeiten stand die Sauna, nicht viel mehr als eine beheizte Hütte, draußen in der Natur. So gelangte man auf kürzestem Weg von der Sauna an die frische Luft, wodurch die erste Abkühlphase gesichert war. Im Winter garantierte der in Finnland reichlich vorhandene Schnee den nötigen Temperaturwechsel. Diese Urform des Saunabadens lässt sich heute durch eine Gartensauna wiederherstellen. Dabei wird der eigene Garten einmal mehr zum Ort der Erholung.

Das Angebot für derartige Gartensaunas ist mittlerweile umfangreich und auf die individuellen Gegebenheiten abgestimmt. Es reicht von der rustikalen Blockhaussauna aus massiven, wetterfesten Fichtenbohlen mit weit überragendem Satteldach bis zur eleganten Gartensauna mit Terrasse und Pultdach. Beide Varianten verfügen über Vorräume und sind mit besandeter Dachpappe gedeckt. Die urig-idyllischen Blockhäuser, die es in drei Standardgrößen oder auch maßgefertigt gibt, sind mit einer dreistufigen Liegeneinrichtung aus skandinavischer Fichte ausgestattet.

Die verschiedenen Gartensaunamodelle sind in vielen Varianten lieferbar: von klein bis groß, als einfache Sauna oder mit einer Zusatzausstattung wie z. B. dem bereits erwähnten Sanarium®. Der Innenausbau der Gartensauna kann durch harmonisch aufeinander abgestimmte Details ganz individuell gestaltet werden. Bei großzügiger Planung des Vorraums lässt sich zusätzlich ein Duschplatz mit einer Ruheliege oder ein Solarium unterbringen. Der Grundpreis der auf dem Markt erhältlichen Gartensaunas liegt bei etwa 10 000 Euro und richtet sich ansonsten natürlich nach Größe und Ausstattung.

Die Sauna im eigenen Garten ist zwar nicht ganz billig, hat aber einen unvergleichlich hohen Erholungswert.

Das Sanarium® – five in one

Wer sich ein- bis zweimal wöchentlich einen Saunabesuch gönnt, weiß es natürlich: Die Sauna schützt vor Erkältungskrankheiten und stärkt den Organismus. Und die Tiefenentspannung in der ruhigen, warmen Saunakabine tut ein Übriges für die mentale Fitness. Eine von der Firma Klafs in Auftrag gegebene Studie belegt nun auch den verblüffend erfolgreichen Therapieeffekt des Saunabadens – z. B. für Bluthochdruckpatienten.

Sauna ist dabei nicht gleich Sauna. Wem etwa die klassische Sauna zu heiß oder zu trocken ist, der kann die positiven gesundheitlichen Wirkungen von Sauna und Dampfbad miteinander kombinieren: im Sanarium®. Diese moderne Saunavariante ist extrem kreislaufschonend und eignet sich deshalb als Therapieform bei verschiedenen Herz-Kreislauf-Erkrankungen.

Leicht integrierbar

Das Sanarium® ist eigentlich für alle Saunaliebhaber attraktiv. Speziell die Firma Klafs offeriert Saunas, die sich ganz leicht in ein Sanarium® umfunktionieren lassen. Eine solche Sauna kann sich dann ganz nach Wunsch auch in ein Tropenbad, ein Warmluftbad, ein Softdampfbad oder in ein Kräuterbad verwandeln. Je nach Belieben und Tagesform wählt man die Badeweise, bei der man sich am wohlsten fühlt.

Tropisch, soft oder angenehm duftend

Das Tropenbad entführt den Badenden in äquatoriale Klimazonen und ermöglicht ein intensives Schwitzen bei erhöhter Luftfeuchtigkeit und bei Temperaturen bis zu 75 °C.

Das Softdampfbad dagegen wirkt mit sanften Temperaturen zwischen 48 und 60 °C und einer sehr hohen Luftfeuchtigkeit – eine Klimazone, die ideal für alle ist, die sanfte Entspannung suchen.

Die beruhigende und heilende Wirkung des Softdampfbads lässt sich darüber hinaus in der Kombination mit Kräuterextrakten noch steigern. Beim Kräuterbad werden Kräuterkissen, gefüllt mit Lavendel, Melisse oder Salbeiextrakten, auf das Verdampferaggregat gelegt. Die gemäßigten Temperaturen sorgen dafür, dass die verschiedenen Aromaauszüge besonders schonend auf den Körper wirken.

Die patentierte, von einem Mikroprozessor gesteuerte Klimaregelung sorgt immer für das richtige Klima. Sie garantiert außerdem, dass eine Nachtrocknung der Kabine automatisch erfolgt. Das Holz wird dadurch zuverlässig getrocknet und langfristig geschont.

Das Sanarium® kann problemlos auch nachträglich in eine bereits bestehende Sauna eingebaut werden und ergänzt die klassische finnische Sauna sinnvoll. Es bietet für jeden Geschmack die passende Badeform, sorgt für umfassende Entspannung und für eine variantenreiche Nutzung der Kabine: ganzheitliche Wellness für Körper und Geist.

Aus eins mach fünf – fünf Badeformen in einer Sauna

Das Sanarium® hilft Bluthochdruckpatienten

Leider ruft nicht jede Krankheit typische Beschwerden hervor, die die Betroffenen frühzeitig vor eventuellen Spätfolgen warnen. Dazu zählt auch der Bluthochdruck (Hypertonie), der zentrale Risikofaktor für Herzinfarkt und einige weitere Herz-Kreislauf-Erkrankungen.

12 bis 15 Millionen Bundesbürger sind von Bluthochdruck betroffen. Das bedeutet, dass jeder vierte Erwachsene an einer Hochdruckerkrankung leidet; die meisten sind über 50 Jahre alt. Doch nur etwa 50 Prozent der Erkrankten wissen überhaupt um ihren erhöhten Blutdruck, und nur 25 Prozent werden behandelt. Dazu kommt, dass die Hypertonie nach wie vor ein ungelöstes medizinisches Problem darstellt.

Das Sanarium® eignet sich nicht nur zur Gesundheitsvorsorge; es hat sich bei Bluthochdruck bereits bestens bewährt.

Verblüffend erfolgreich

Nun verspricht eine völlig neue Therapie Hypertonikern eine deutliche Senkung oder sogar eine Normalisierung des Blutdrucks – und das ganz ohne Medikamente, die teilweise über nicht unerhebliche Nebenwirkungen verfügen.

Eine neuere Studie am renommierten Berliner Universitätsklinikum Charité belegt, dass das Sanarium® als wirksame, medikamentenlose Therapieform bei Herz-Kreislauf-Erkrankungen eingesetzt werden kann. Der Untersuchungsleiter, Dr. Hans-Joachim Winterfeld, konnte nach über zwei Beobachtungsjahren gesicherte Ergebnisse nachweisen: Die regelmäßige Sanarium®-Anwendung (d. h. mindestens zwei Sanarium®-Besuche pro Woche, mit zwei Durchgängen zu je acht bis zehn Minuten, auf der zweiten Stufe sitzend) beeinflusst erhöhten Blutdruck positiv. Die Temperaturen sollten beim Sanarium® als medizinisch genutzter Behandlungsform zwischen 46 °C und 60 °C liegen, und die relative Luftfeuchtigkeit sollte etwa zwischen 40 und 55 Prozent betragen. Zur Abkühlung empfehlen

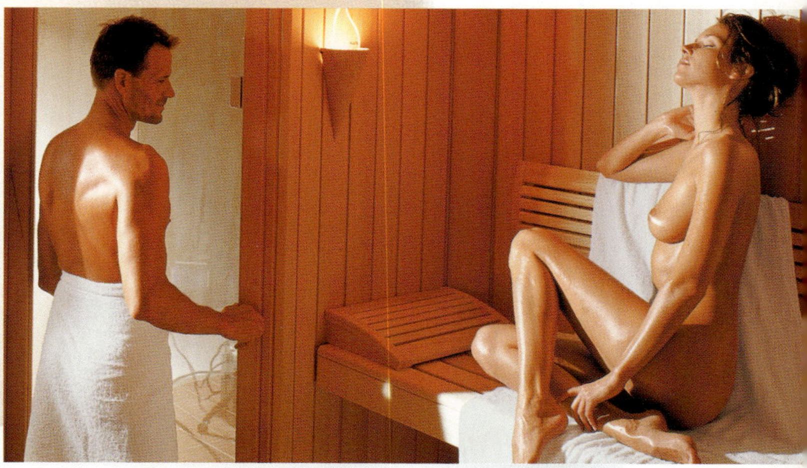

Das Sanarium® – five in one

die Wissenschaftler den Patienten mit Herz-Kreislauf-Störungen die Regendusche bei Temperaturen zwischen 12 °C und 14 °C.

Dr. Winterfeld nahm seine Untersuchungen zwischen August 1996 und September 1998 an über 40 Bluthochdruckpatienten vor, die keine Medikamente einnahmen. Das Resultat war eindeutig und erfreulich: 38 Prozent der Patienten erlebte eine Blutdrucknormalisierung. Sowohl Ruheblutdruck als auch Herzfrequenz wurden durch die Sanarium®-Behandlung deutlich gesenkt.

Die eindeutige Erkenntnis der Wissenschaftler lautete daher: Die regelmäßige Sanarium®-Anwendung beeinflusst erhöhten Blutdruck positiv und beugt dadurch einem Herzinfarkt vor.

Sicherstellung der Blutzirkulation

Die periphere und zentrale Hämodynamik – die Bewegung des Blutes im Gefäßsystem – wird durch einen Besuch im Sanarium® ebenfalls günstig beeinflusst. Dabei kommt es u. a. zu einer Verbesserung der Blutversorgung in den Gefäßen der Arme und Beine.

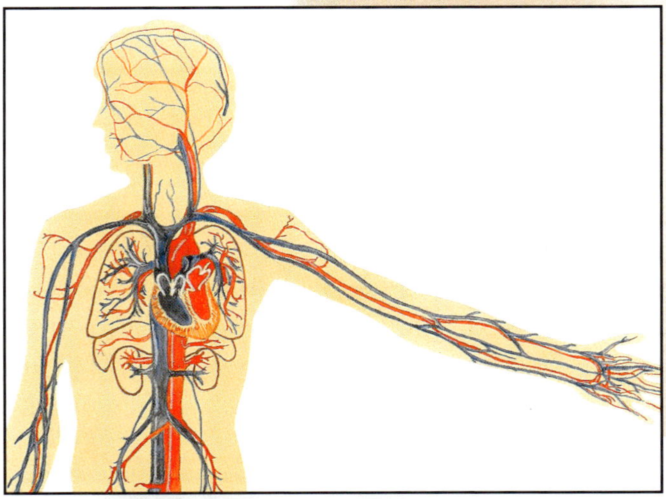

Neben den außergewöhnlichen Wirkungen auf dem Gebiet der Blutversorgung verzeichnete Dr. Winterfeld bei 60 Prozent der Patienten außerdem eine allgemeine Steigerung der Leistungsfähigkeit. Auch andere Faktoren, die vorwiegend die Lebensumstände der Patienten betrafen, erfuhren eine deutliche Verbesserung: Die Patienten berichteten im Allgemeinen von einem tieferen Schlaf, einer erhöhten Konzentrationsfähigkeit und einem rascheren Reaktionsvermögen.

Wichtig für jede Behandlung von Bluthochdruck ist die Annahme der Therapie durch den Patienten. Und auch hier waren bei der Sanarium®-Anwendung beste Ergebnisse zu verzeichnen: Sämtliche Patienten bewerteten die Behandlung positiv und zeigten eine bedingungslose Akzeptanz der Therapie.

Durch die Wärme- und (gemäßigten) Kältereize wird die Blutzirkulation im gesamten Körper angeregt und verbessert.

Aus eins mach fünf – fünf Badeformen in einer Sauna

Medizinisch äußerst empfehlenswert

Aus allen Untersuchungen geht hervor, dass sich die Wärmebehandlung im Sanarium® als effektive Zusatztherapie für Bluthochdruckpatienten anbietet. Natürlich sollten Sie sich vorher mit dem Hausarzt oder Internisten über die Häufigkeit der Sanarium®-Besuche besprechen.

Positive Nebeneffekte

Die ambulante Behandlung der Hypertonie durch die Sanarium®-Anwendung gewinnt als nicht medikamentöse Therapie auch deswegen an Bedeutung, weil schon kurze Therapiezeiten von etwa zehn Wochen zu einer Blutdrucksenkung führen können.

Im Zusammenhang mit der Behandlung wurden auch positive Stoffwechselveränderungen und eine Verbesserung der Lebensqualität beobachtet. Ideale Voraussetzungen also, um den Gesamtorganismus günstig zu beeinflussen.

Stärkung des Immunsystems

Neben ihrem Einsatz als Hypertonietherapeutikum, so die Berliner Wissenschaftler, wirkt sich die dosierte Wärmebehandlung im Sanarium® auch ausgesprochen günstig auf Immunprozesse im Körper aus.

Durch kontinuierliche Besuche im Sanarium® werden vermehrt immunologische Reaktionen im Gefäßsystem ausgelöst. Wichtige Entzündungsparameter des Immunsystems werden bei einem Besuch im Sanarium® nachhaltig positiv beeinflusst. Das bedeutet, dass neben dem bei Hypertonie erhöhten Druck in den Arterien auch die entzündungsfördernden löslichen interzellulären Wirkstoffe (die so genannten Entzündungsmediatoren) erheblich reduziert werden. So konnten entzündliche Prozesse im arteriellen Gefäßsystem zurückgedrängt werden.

Dr. Hans-Joachim Winterfeld untersuchte über einen Zeitraum von zehn Wochen, welche Herz-Kreislauf-Funktionen und welche immunologischen Effekte bei Bluthochdruckpatienten bei regelmäßigem Sanarium®-Besuch auftreten. Behandelt wurden 100 männliche Bluthochdruckpatienten ab 50 Jahren, die in zwei gleich starke Gruppen unterteilt wurden. Die eine Gruppe wurde in der üblichen Weise mit Medikamenten behandelt. Die zweite Gruppe erhielt zusätzlich eine intensive, zweimal wöchentliche Sanarium®-Anwendung.

Über die Hälfte der Patienten, die sich einer Sanarium®-Behandlung unterzogen, erlebten über die positiven immunologischen Effekte hinaus auch eine Blutdrucknormalisierung. Bei der anderen Gruppe, die ausschließlich medikamentös behandelt wurde, blieben die Blutdruckwerte praktisch unverändert. Zudem wurden bei Gruppe 2 keine Herz-Kreislauf-Komplikationen (weder während der Wärmebehandlung im Sanarium® noch bei der Abkühlung) beobachtet.

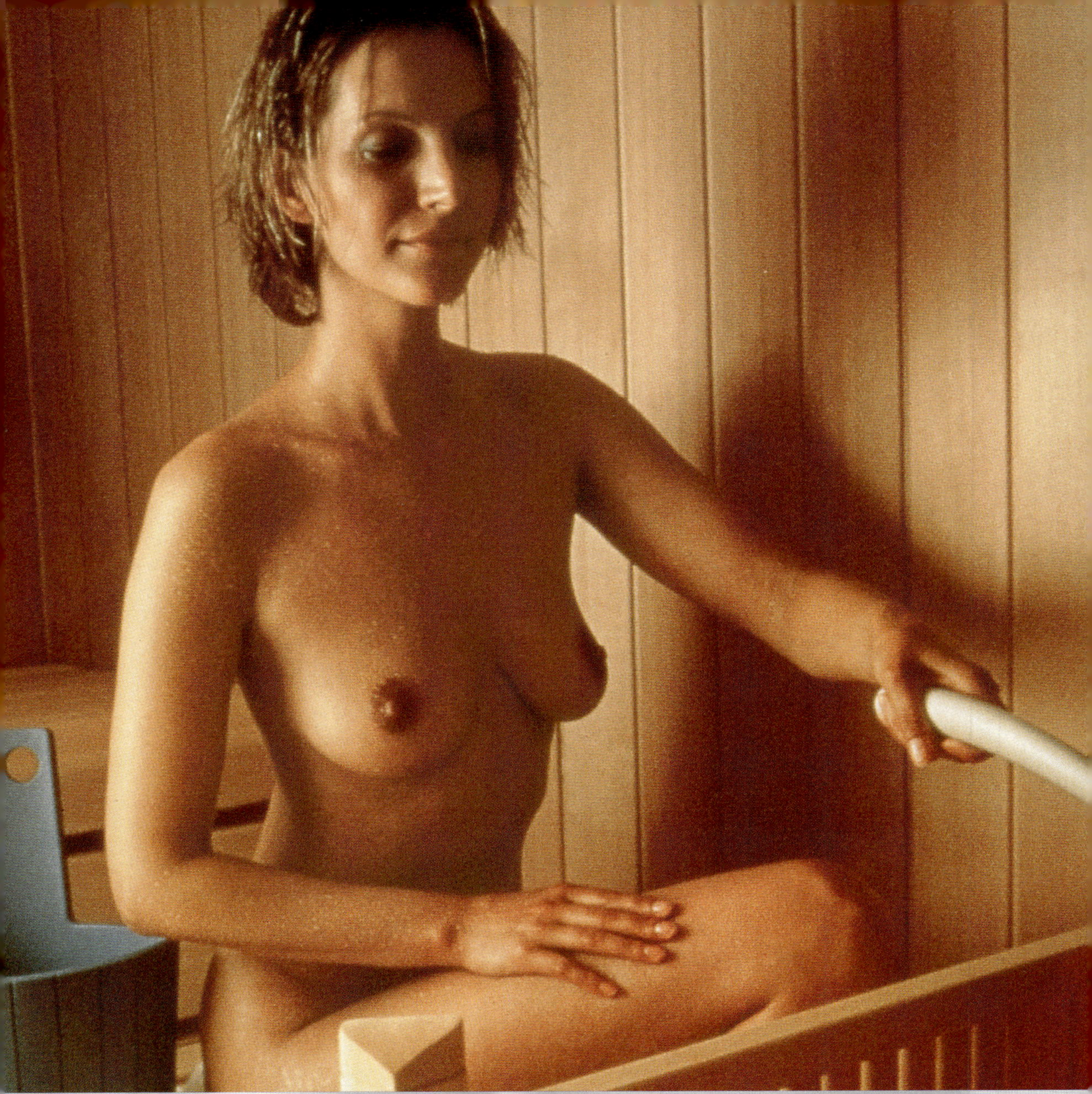

Um den optimalen gesundheitlichen Nutzen des Saunabadens zu erfahren, sollten einige Regeln im Badeablauf eingehalten werden. Erlaubt ist jedoch nur, was auch wirklich gut tut und entspannt.

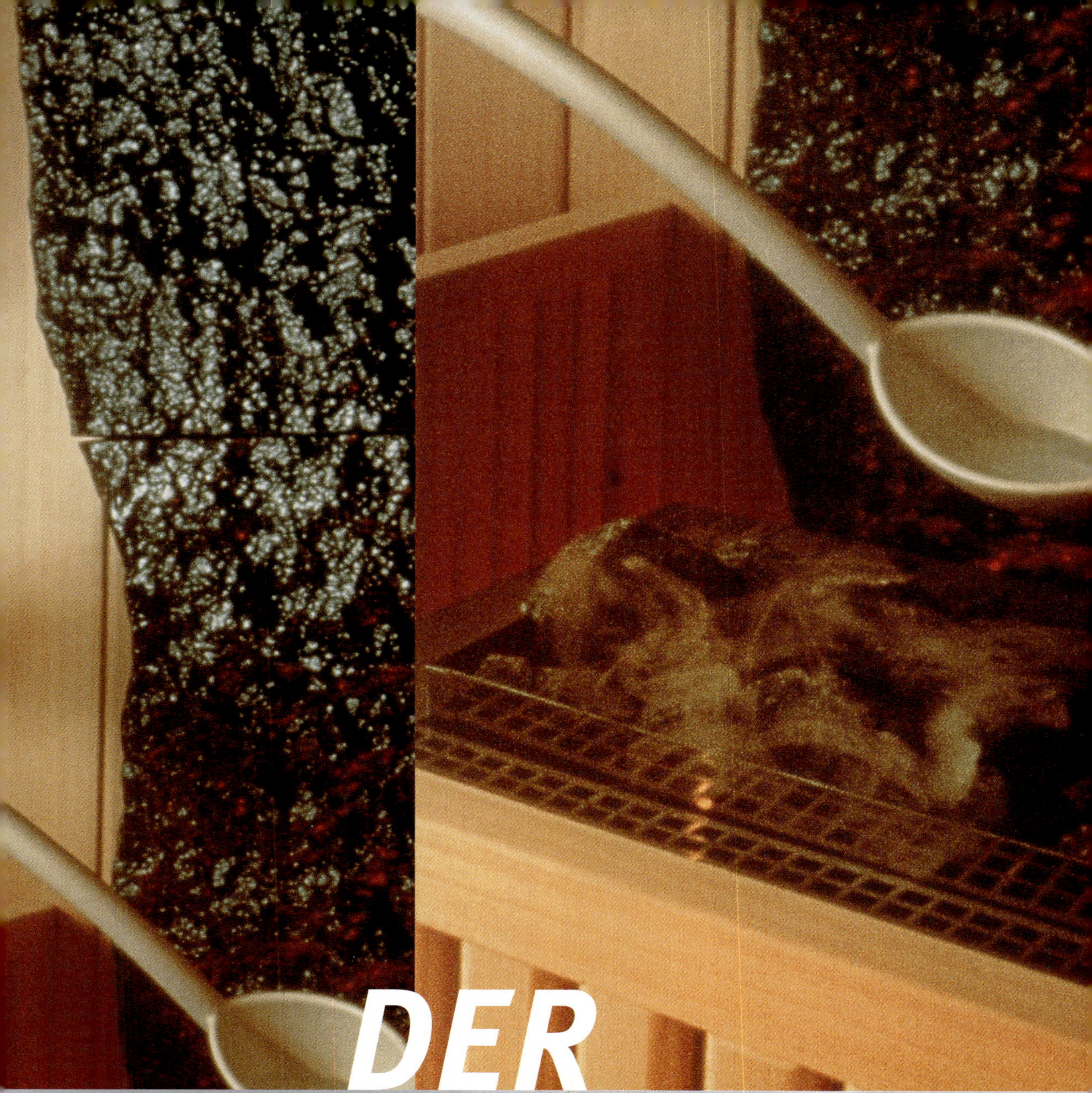

DER SAUNA-BADEABLAUF

Was Saunabaden ausmacht

Viele hegen bei dem Begriff »Sauna« ausschließlich den Gedanken an eine schweißtreibende Prozedur. Doch ein richtig durchgeführtes Saunabad umfasst immer mehrere Schritte, von denen das Schwitzen lediglich einer ist.

Ein Saunabad beginnt mit einer gründlichen Körperreinigung (Dusche / Toilette). Dann folgt die Aufheizphase in der Saunakabine und anschließend eine Abkühlphase, wobei man zuerst ein erfrischendes Luftbad nimmt und daraufhin verschiedene Kaltwasseranwendungen, gegebenenfalls Abreibungen mit Schnee, praktiziert. Die Abkühlphase sollte mindestens so lange dauern wie die Schwitzphase und ist unverzichtbarer Bestandteil eines gesunden Saunabads. Abschließend gönnt man sich eine mehr oder weniger lange Ruhephase, am besten in einen Bademantel gehüllt auf einer Liege. Der gesamte Ablauf wird als ein Saunagang bezeichnet. In der Regel macht man zwei oder drei Gänge, die, entspannt durchgeführt, zwei bis drei Stunden in Anspruch nehmen. Vor jedem neuen Gang entfällt natürlich die Notwendigkeit der Vorreinigung, und nach dem letzten Gang empfehlen sich Maßnahmen zur Haut- und Schönheitspflege.

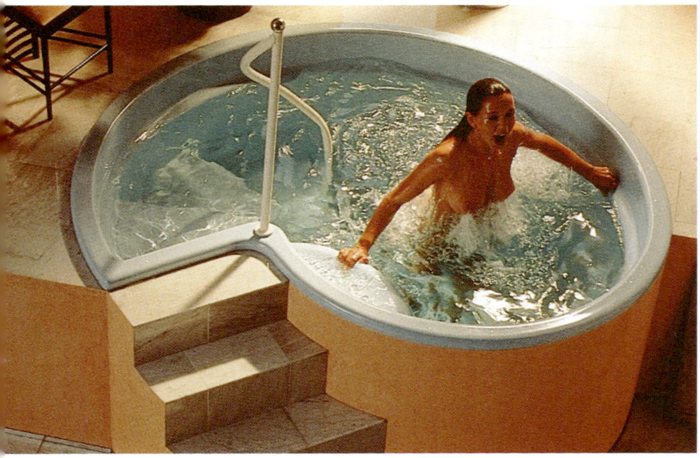

Das Saunabad mit einem Gang ins Tauchbecken abzuschließen, ist sicher nur etwas für Geübte.

Über das richtige Schwitzen

Regeln für den richtigen Badeablauf, wie sie vom Deutschen Sauna-Bund verfasst wurden, hängen in öffentlichen Bädern aus. Saunaneulinge sollten sich auf jeden Fall mit den einzelnen Schritten des Badeablaufs vertraut machen. Nur so kommen sie in den vollen Genuss aller positiven Wirkungen, die die Sauna zu bieten hat.

Im Übrigen sollte berücksichtigt werden, dass sich die Vorteile des Saunabadens in der Regel erst nach mehrmaliger Anwendung offenbaren. Fünf bis sechs Saunatage sollten es schon sein, ehe man entscheidet, ob das Saunabad einen festen Platz im individuellen Gesundheits- und Entspannungsprogramm findet.

Erwiesenermaßen hilft der regelmäßige Saunabesuch mehr als eine einzelne Anwendung. Wer an die Sauna gewöhnt ist, schwitzt beispielsweise schneller als Saunaneulinge. Optimal ist es, einen festen Saunatag pro Woche einzuplanen. So lange halten die gesundheitlichen Wirkungen des Saunabades (z. B. Erkältungsvorbeugung oder Stressabbau) ungefähr vor.

Eventuell den Arzt befragen

Das Saunabaden ist nicht nur eine vergnügliche Angelegenheit. Es hat sich bei einer Reihe von Beschwerden und Erkrankungen auch als vorbeugende Maßnahme und unterstützende Therapie als äußerst hilfreich erwiesen. Nur in einigen gesundheitlichen Zweifelsfällen muss vom Saunabaden abgeraten werden (siehe Seite 86ff.). Wer diesbezüglich unsicher ist, sollte vor dem ersten Saunabad einen Arzt zurate ziehen.

Genügend Zeit einplanen

Ein Saunabad soll körperlich und seelisch entspannen und der Erholung dienen. Wer seine Anwendungen im Rekordtempo abspult, kann kaum Nutzen daraus ziehen. Planen Sie deshalb zwei bis drei Stunden Zeit für Ihren Saunabesuch ein. Wer sich abgehetzt oder gestresst in die Sauna begibt, sollte vor dem Badebeginn erst einmal zur Ruhe kommen.

Im Hier und Jetzt

Legen Sie schon im Umkleideraum mit Ihrer Garderobe auch alle Probleme und negativen Gedanken ab, vertagen Sie sie einfach auf später. Nehmen

Eine spezielle Vorbereitung brauchen Sie bei einem Besuch in der Sauna nicht – nur viel Zeit.

Sauna und Sport

Davor oder danach?

Nach dem Saunabad ist man seelisch und körperlich ausgeglichen. Damit dieser Zustand in den Alltag hinausgetragen werden kann und um Kreislaufbelastungen zu vermeiden, sollte Sport dem Saunabad stets vorangehen, nie danach betrieben werden. Auch vom Schwimmen zwischen bzw. nach den Saunagängen ist abzuraten. Besonders ungünstig ist das feuchtwarme Klima und das warme Wasser in Hallenbädern, weil man dort »nachschwitzt«, was den Wechselreizeffekt des Saunabadens untergräbt und zu Erkältungen führen könnte. Außerdem kann kräftiges Schwimmen zwischen den Saunagängen den Kreislauf zu sehr belasten.

Sie sich einmal Zeit für sich selbst. Schalten Sie ab. Gönnen Sie sich etwas Gutes. Spüren Sie dann die Wärme, die Kälte, Ihren Körper. Genießen Sie das Hier und Jetzt.

Das Saunatuch

Das oberste Hygienegebot beim Saunabaden lautet: Keinen Schweiß aufs Holz! Statten Sie sich immer mit genügend großen Handtüchern aus.

In den Schwitzraum nimmt man ein spezielles Saunatuch mit, wie es im Handel erhältlich ist. Es ist schmaler und länger als ein normales Badetuch und hat als Unterlage zum Liegen auf einer Saunabank genau die richtige Breite. Es hängt nicht seitlich herab, was die Luftzirkulation im Saunaraum beeinträchtigen würde. Die Länge braucht es, um abtropfenden Schweiß aufzunehmen, auch wenn man sich lang ausstreckt. Das Saunatuch macht die Berührung mit dem aufgeheizten Holz der Bänke angenehmer und schützt vor Verunreinigungen und Bakterien. Damit man immer auf derselben Tuchseite zum Liegen kommt, haben Saunatücher oft verschiedenfarbige Seiten.

Unbekleidet in die Sauna

In der Saunakabine hält man sich vorwiegend unbekleidet auf. Das ist nicht nur Tradition, sondern hat auch einleuchtende Gründe:

- Badekleider würden die notwendige Abkühlung des Körpers beeinträchtigen, weil sie Schweiß aufsaugen und ihn am Verdunsten hindern. Es würde rasch unerträglich heiß.
- Da der Schweiß nicht richtig abfließen kann, wären Hautreizungen oder Ekzeme mögliche Folgen.
- Bikinis oder Badehosen aus synthetischen Materialien könnten unter

Von Kopf bis Fuß

Das sollten Sie beim Saunabaden beachten

- Nehmen Sie etwa eine Stunde vor der Sauna einen leichten Imbiss ein. Man sollte nicht hungrig, aber auch nicht mit vollem Magen saunieren.
- Lassen Sie Ihren Schmuck (Armreifen, Ringe, Halsketten), Haarspangen oder Brillen mit Metallbügeln auf jeden Fall in der Umkleidekabine. Alle Metalle heizen sich in der Saunakabine auf – es besteht Verbrennungsgefahr!
- Tragen Sie in der Saunaanlage stets Badesandalen aus Kunststoff, ohne Metall. Das hält die Füße warm und beugt Fußpilz vor, der, wenn er sich einmal eingenistet hat, sehr hartnäckig sein kann.

Umständen Verbrennungen auf der Haut hervorrufen. Dies gilt in jedem Fall für Metallverschlüsse.

Persönliches Wohlbefinden

Um ein gutes Saunaergebnis zu erzielen, sollten die Baderegeln eingehalten werden. Wer ein Unwohlsein, Beschwerden oder Schmerzen während eines Saunagangs verspürt, sollte die Schwitzkabine früher verlassen, die Abkühlungen gemäßigter durchführen und keinen weiteren Saunagang anhängen. Das persönliche Wohlbefinden sollte stets der Maßstab Ihres Verhaltens in der Sauna sein. Folgen Sie Ihren körperlichen Signalen, etwa wenn es um die Aufwärmdauer oder die Zahl der Saunagänge geht. Achten Sie auf jeden Fall auf Ihr Gefühl.

Die Vorbereitung

Die Reinigungsdusche

Nach dem Auskleiden und dem Gang zur Toilette duscht man erst einmal mit warmem Wasser und wäscht sich mit Seife. In öffentlichen Saunabädern ist dies, wie bei Hallenbädern, obligatorisch und leuchtet schon aus hygienischen Gründen ein. Ein geübter Saunagänger würde den Schwitzraum aber ohnehin nicht betreten, ohne zuvor warm geduscht zu haben. Der Fettfilm auf der Haut oder Rückstände von Pflegeprodukten würden anschließend die Schweißabsonderung unnötig behindern.

Außerdem sollte der Körper gut durchwärmt sein, bevor man die Heißluftkabine betritt. Das erleichtert das Schwitzen. Die Dusche sollte aus diesem Grund ausnahmsweise nicht mit einem kalten Guss abgeschlossen werden. Nach dem Duschen trocknet man sich gründlich ab, damit auf der Haut keine Verdunstungskälte entstehen kann und damit sich anschließend in der Saunakabine schneller Schweiß bildet.

Ansteigendes Fußbad

Kalte Füße sind meist auch mit einem Gefühl des Fröstelns verbunden. Mit warmen Füßen schwitzt es sich leichter. Ein Fußbad mit ansteigenden Wassertemperaturen erwärmt nicht nur die Füße, es steigert auch die Durchblutung im ganzen Körper und erwärmt von Kopf bis Fuß.

Füllen Sie vor dem Gang in die Schwitzkabine etwa 32 bis 35 °C warmes Wasser in die Fußbadewanne,

Warmduscher

Die »Dusche vorher« dient nicht nur hygienischen Zwecken; sie bereitet den Körper in zweifacher Hinsicht auf das Saunabaden vor. Einerseits wird er gereinigt, wodurch der Schweiß besser abfließen kann, und andererseits wird er erwärmt, was das Schwitzen generell erleichtert.

und stellen Sie die Füße hinein, am besten im Sitzen. Lassen Sie anschließend langsam warmes Wasser zulaufen, bis es 40, höchstens 43 °C heiß ist. Achten Sie darauf, dass das Wasser nicht über die Knöchel reicht. Sobald sich im Gesicht Schweißtröpfchen bilden, sollten Sie das Fußbad beenden und die Füße mit einem vorgewärmten Handtuch gut abtrocknen.

Wie lange Sie sich im Schwitzraum aufhalten sollten, hängt wesentlich von Ihrem subjektiven Empfinden ab. Ihr Körper wird Ihnen sagen, wann er genug hat – hören Sie auf ihn!

Das Aufheizen

Im Saunaraum

Wer die Saunakabine zum ersten Mal betritt, hat vielleicht das Gefühl, ihm stocke vor Hitze der Atem. Dies beruht jedoch nur auf der mangelnden Gewöhnung an die hohen Temperaturen. Die Atemwege werden dabei nicht belastet. Im Gegenteil: Gerade bei einer Reihe von Atemwegserkrankungen hat das Schwitzen erwiesenermaßen einen positiven Effekt. Und man gewöhnt sich schnell an die extremen Plusgrade. Schon nach wenigen Saunabädern empfinden die meisten Menschen die Wärme im Schwitzraum als wohltuend und angenehm. Nur wer eine besonders empfindliche Gesichtshaut hat, sollte sich vor dem Gang in die Kabine das Gesicht ein wenig mit kaltem Wasser benetzen. Das mildert die ersten Hitzereize.

Damit Ihnen der Saunabesuch richtig gut tut, sollten Sie sich nicht zu lange in der Schwitzkabine aufhalten.

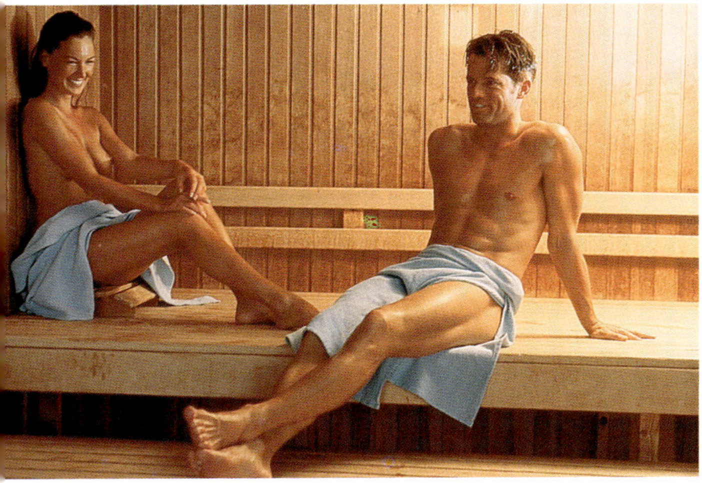

Lieber kurz, aber intensiv!

In der Saunakabine herrschen große Temperaturunterschiede. Auf der oberen Liegebank ist es wesentlich heißer als unten. Folglich schwitzt man oben schneller als unten. Eine grundsätzliche Baderegel besagt, dass der Aufenthalt im Saunaraum kurz und die Wirkung intensiv sein sollte. Das schont Herz und Kreislauf. Es ist also z. B. besser, acht Minuten auf der mittleren Bank zu schwitzen, als zwölf Minuten auf der unteren.

Der Saunaerfahrene verweilt deshalb gar nicht erst auf der untersten Bank, der so genannten Auftrittsbank, sondern steuert gleich die mittlere oder obere Bank an. Dort breitet er das Saunatuch aus und legt sich, sofern der Platz es erlaubt, auf den Bauch oder Rücken. So ist es am entspannendsten, und die Wärmeeinwirkung auf den Körper ist auf diese Weise am gleichmäßigsten, weil alle Partien in einer Temperaturzone sind. Wer lieber sitzt, tut dies mit locker angezogenen Beinen. Die Füße sollen sich in der gleichen Temperaturzone befinden wie der Körper. Wenn die Haut an Stellen sehr heiß wird, wo sich weniger Schweißdrüsen befinden, also z. B. an den Zehenspitzen, Schienbeinen oder Kniescheiben, dann streicht man einfach etwas Schweiß von anderen Hautflächen darüber, um sie zu kühlen.

Wer noch ungeübt in der Kunst des Schwitzens ist, kann es ruhig angehen und es sich zur Eingewöhnung anfangs auf der untersten Bank bequem machen. Auch wenn dies nicht optimal ist, so kann es doch dabei helfen, mit den neuen Bedingungen erst einmal vertraut zu werden.

8 bis 15 Minuten Aufwärmzeit

Eine exakt nach Minuten festgelegte Schwitzzeit gibt es nicht. In erster Linie ist es wichtig, dass man sich wohl fühlt. Verlassen Sie die Kabine, wenn Sie das Gefühl bekommen, genügend erwärmt zu sein, und dringend einer Abkühlung bedürfen. Das ist, je nach Tagesform und Saunagewöhnung, etwa nach 8 bis 12, höchstens aber nach 15 Minuten der Fall.

Saunaneulinge können die Saunakabine natürlich auch verlassen, wenn sie noch nicht in Schweiß gebadet sind. Die Erfahrung hat gezeigt, dass sich bei Anfängern weniger Schweiß bildet als bei erfahrenen Saunagängern. Nach etwa fünf bis sechs Saunabädern zählt man dann ebenfalls zu den Schwitzprofis.

»Helden« sind in der Sauna fehl am Platz. Sie müssen weder sich noch anderen beweisen, wie lange sie es »aushalten«.

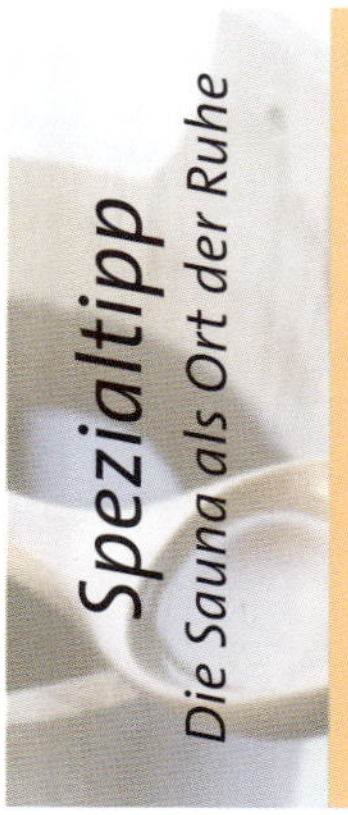

Spezialtipp

Die Sauna als Ort der Ruhe

Jede Muskeltätigkeit im Schwitzraum würde einen größeren Sauerstoffbedarf auslösen sowie Atmung und Kreislauf belasten. Aus diesem Grund – und aus Rücksicht auf die Mitbadenden – müssen Aktivitäten wie Trockenbürsten, das Schlagen der Haut mit Zweigbündeln u. Ä. in der Saunakabine möglichst unterbleiben. Auch sollte man nicht allzu viel sprechen und schon gar nicht diskutieren. Ein herzliches Lachen, freundliche Grüße oder ein paar Scherze sind von dieser Empfehlung natürlich ausgenommen.

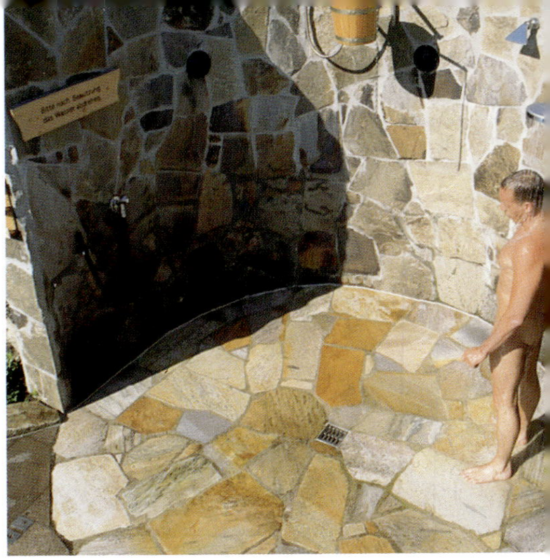

Bei der Abkühlung können Sie zwischen verschiedenen Formen wählen. Nicht immer kann das Freiluftbad mit Kübel-, Schwall- oder normalen Brausen kombiniert werden.

Die letzten zwei Minuten sollte man sich aufsetzen und die Füße auf die nächst tiefere Bank oder den Fußboden stellen. So schont man den Kreislauf und beugt Schwindelgefühlen vor. Anschließend steigt man von der jeweiligen Bank herab und verlässt die Saunakabine.

Das benötigen Sie in der Sauna:

- Saunahandtuch
- Badesandalen
- Haarshampoo, Seife / Duschgel
- Zwei Handtücher
- Bademantel
- Luffahandschuh oder Naturhaarbürste zum Trockenbürsten
- Kamm, Bürste
- Körperöl, -milch
- Nährcreme für das Gesicht
- Plastiktasche für nasse Handtücher

Die Abkühlung

Die Abkühlung nach dem Aufenthalt in der Schwitzkabine dient dazu, dem Körper die gespeicherte Wärme über die Lunge (per Außenluft) oder über die Oberfläche der Haut (durch Luft und Wasser) wieder zu entziehen, ihn also wieder auf Normaltemperatur zu bringen.

In jedem Fall sollte die Abkühlphase mindestens so lange wie die Aufheizphase, also ca. 15 Minuten dauern. Besser noch ist es, dem Abkühlen ein Drittel mehr Zeit als dem Erwärmen zu widmen. Bei einer Aufwärmzeit von ca. zehn Minuten wären dann 15 Minuten Kühlzeit angemessen.

Tipp

Wen der Schweiß auf der Haut im Freiluftbereich stört, kann ihn zuvor ganz kurz mit kaltem Wasser abduschen.

Im Freiluftbad

Wenn Sie den Heißraum verlassen, begeben Sie sich in das sichtgeschützte Areal zum Auskühlen, das Freiluftbad. Hier findet die erste, sanfte Phase der Abkühlung statt. Der Körper benötigt jetzt Sauerstoff, Haut und Atemwege lechzen nach Kühlung. Das Körperinnere wird in den ersten Momenten vor allem über den Luftaustausch in der Lunge gekühlt.

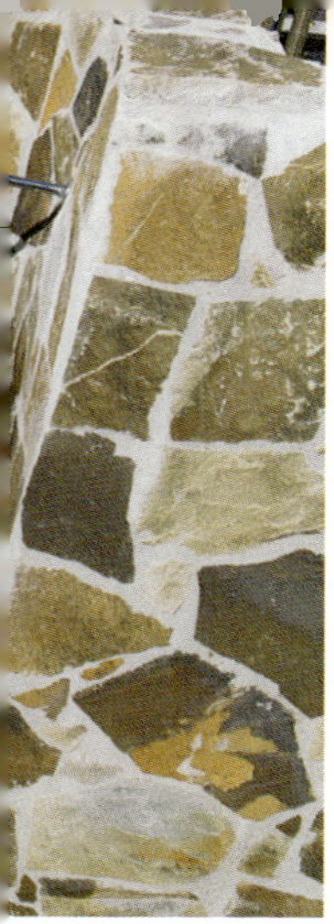

Im Freiluftbad sollte man nicht stehen bleiben, sondern gemächlich auf und ab gehen. Manche glauben, jetzt besonders kräftig atmen zu müssen, schnappen hektisch nach Luft oder machen gymnastische Übungen. Doch davon ist eher abzuraten. Durch eine übertriebene Atmung könnte es zur Hyperventilation kommen, bei der zu viel Kohlendioxid ausgeatmet wird. Das kann das Säure-Basen-Gleichgewicht im Blut beeinträchtigen und ein Kribbeln oder Krämpfe in Fingern und Händen hervorrufen. Dies ist zwar nicht gefährlich, aber äußerst unangenehm. Wenn man ruhig ein- und ausatmet, am besten durch die Nase, tut man genau das Richtige.

Manche stehen dem Freiluftbad skeptisch gegenüber, weil sie befürchten, sich dabei zu erkälten. Diese Sorge ist absolut unberechtigt. Der Körper hat so viel Wärme getankt, dass es dazu nicht kommen kann, auch nicht, wenn winterliche Temperaturen herrschen. Die einzige Ausnahme ist, wenn eine Erkältung bereits im Anmarsch ist. Dann gehört man aber ohnehin nicht in die Sauna. Die Dauer des Freiluftbades richtet sich nach der Außentemperatur. Noch bevor man fröstelt, sucht man den Nass- oder Abkühlraum für die Kaltwasseranwendungen auf.

Im Nassraum

Die Kaltwasseranwendungen sollen einen deutlichen Kältereiz auslösen und die Haut von Schweißresten befreien. Die Abkühlung erfolgt am besten stufenweise, und zwar von den milderen zu den stärkeren Anwendungen hin. Man startet deshalb mit der Abgießung durch den Kneippschlauch oder die Kübeldusche und wendet sich dann der Schwallbrause zu. Zuletzt taucht man im Kaltwasserbecken unter.

Es ist nicht ratsam, vor den Kaltwasseranwendungen warm zu duschen, um sozusagen einen sanfteren Übergang zu erwirken. Der gesundheitliche Effekt der Sauna wäre dadurch wenn nicht gleich verspielt, so doch immerhin geschmälert.

Wen die Wassergüsse anfangs noch etwas Überwindung kosten, mag sich damit trösten, dass ebenso wie das Schwitzen auch das Abkühlen eine Sache der Übung ist. Manche, die schon lange in die Sauna gehen, mögen die »Wasserspiele« fast lieber als das Aufheizen. Trotzdem gilt auch in dieser Phase des Saunagangs, dass auf die Signale des Körpers tunlichst zu achten ist. Wenn das kalte Wasser allzu unangenehm er-

Kurz & heftig

Für das Abkühlen gilt dasselbe wie für den Aufenthalt im Schwitzraum: lieber kurz, dafür aber intensiv. Ein kurzes Untertauchen im Eiswasserbecken empfiehlt sich eher als eine lauwarme Dusche. Doch auch hier sollten Sie nicht gegen die Signale Ihres Körpers handeln, der Ihnen deutlich sagt, was er verträgt.

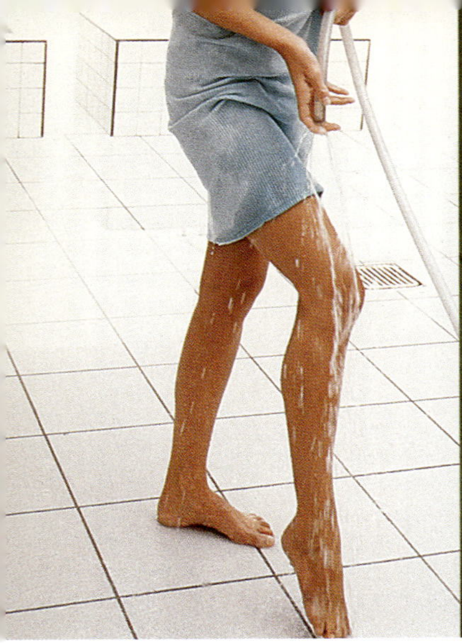
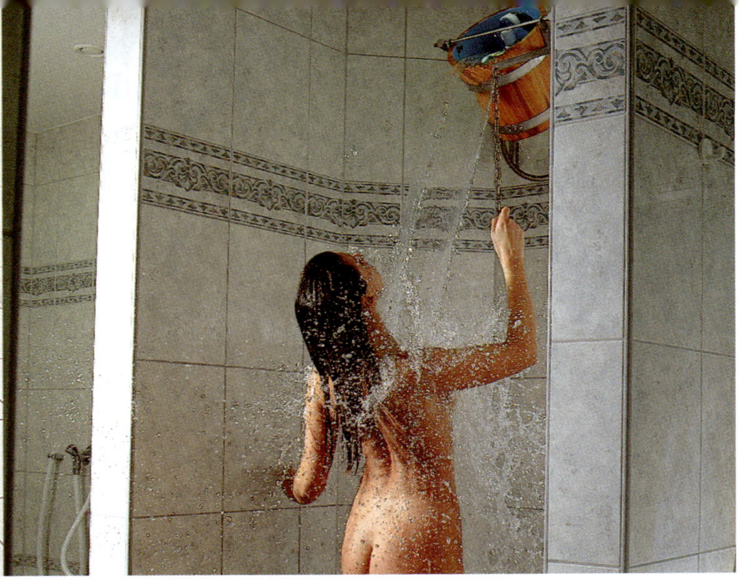

Die kalten Güsse sollten unbedingt in der richtigen Reihenfolge vorgenommen werden. Beginnen Sie immer herzfern, d. h., gehen Sie von rechts nach links und von außen nach innen vor. Erst ganz zum Schluss kann auch der Kopf begossen bzw. untergetaucht werden.

scheint, liegen vielleicht organische Gründe vor, die eher zu kühlen und nicht zu ganz kalten Anwendungen raten lassen. Dies kann beispielsweise bei einer Neigung zu Ischiasbeschwerden, bei bestimmten rheumatischen Erkrankungen oder Bluthochdruck der Fall sein.

Tipp

Wer sich nach der finnischen Sauna einer anderen Erwärmung z. B. im Dampfbad oder im heißen Whirlpool aussetzen möchte, sollte sich zuvor ausreichend abgekühlt haben. Erst wenn der Körper wieder vollständig auf Normaltemperaturen umgeschaltet hat, war der Saunagang wirklich von Nutzen.

Güsse, richtig gemacht

Bei allen kalten Güssen beginnt man herzfern und gießt jeweils zum Herzen hin:

- Man begießt zunächst das rechte Bein, wobei man von den Zehen zur Hüfte, und von der Außen- zur Innenseite vorgeht; anschließend begießt man das linke Bein.
- Den rechten Arm begießt man von den Fingerspitzen bis zur Schulter, zuerst die Außen-, dann die Innenseite; anschließend folgt der linke Arm.
- Schließlich werden Brust, Rücken und Kopf begossen, erst rechts, dann links. Das Gesicht nicht vergessen!

Kneippschlauch

Aus dem etwa 2,5 Meter langen Kneippschlauch fließt Wasser ohne Druck. Man sollte das Schlauchende stets im spitzen Winkel zum Körper halten, damit sich das kalte Wasser flächig über der Haut verteilt.

Duschen mit hohem Druck oder mit kräftigem Massagestrahl sind im Abkühlraum nicht gefragt, weil sie die Haut ungleichmäßig und unzulänglich kühlen. Kältereize ohne Massageeffekt sind absolut ausreichend.

Kübeldusche

Der kleine Eimer mit Holzgriff dient dazu, Wasser zu schöpfen und den Körper in der beschriebenen Gießfolge nach und nach zu kühlen.

Schwallbrause

Dem schräg in die Wand eingelassenen länglichen Auslauf nähert man sich so, dass man den Körper in der gewohnten Reihenfolge (Beine, Arme, Rumpf, Kopf) begießt.

Immer herzfern beginnen

Warum unser Organismus an Armen und Beinen weniger heftig auf Kältereize reagiert als auf Reize in der Nähe des Herzes, hat nichts mit dem Herz an sich zu tun. Das liegt an der Verteilung der für das Kältegefühl zuständigen Nervenenden im Körper, den so genannten Kälterezeptoren.

Relativ wenige finden sich an Händen und Füßen sowie an Armen und Beinen. Mehr Kälterezeptoren befinden sich am Rumpf, viel mehr am Kopf und die meisten im Gesicht. Mit kalten Güssen sollte man daher immer herzfern an Armen und Beinen beginnen, denn der Kältereiz ist dadurch zunächst abgemildert und die Gefahr einer überschießenden Körperreaktion unwahrscheinlich.

Insbesondere empfindliche Saunagänger sollten mit den Kaltanwendungen nicht im Gesicht beginnen und

Im Extremfall kann es bei einem zu plötzlichen Kältereiz zu akuten Kreislaufproblemen kommen. Lassen Sie es langsam angehen!

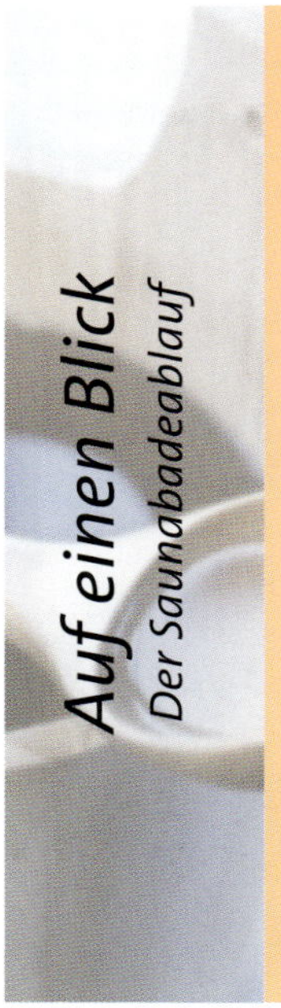

Auf einen Blick
Der Saunabadeablauf

Vorbereitung	▶ Auskleiden und Toilette ▶ Reinigungsdusche (anschließend abtrocknen) ▶ Fußbad und / oder Trockenbürsten
Schwitzen	▶ 8 bis 12, höchstens 15 Minuten im Heißluftraum
Abkühlung	▶ 10 bis 20 Minuten im Freiluftbad und Kaltwasseranwendungen ▶ Fußbäder zwischen den Kaltwasseranwendungen ▶ Trockene Haut nach der letzten Wasseranwendung gut einfetten
Ruhen	▶ 15 bis 30 Minuten Ruhephase, eventuell Massage oder Solarium
Abschluss	▶ Ankleiden

Manche Saunaanlagen verfügen über Tauchbecken, durch die man hindurchgehen kann, andere wiederum über schmale Bottiche zum Untertauchen.

auch im Tauchbecken mit dem Kopf erst ganz zuletzt oder auch gar nicht untertauchen.

Abkühlung im Tauchbad

Als Höhepunkt der Kaltwasseranwendungen steigt man langsam in den großen Zuber mit leitungswasserkaltem Wasser. Dabei sollte man gleichmäßig weiteratmen und nicht die Luft anhalten. Man taucht vollständig unter, geht auch mit dem Kopf unter Wasser. Das Tauchbad sollte nicht länger als 10 bis 15 Sekunden dauern.

Generell ist eine stufenweise Abkühlung anzuraten, die schließlich im Tauchbad gipfelt. Wer trotzdem direkt vom Luftbad ins Tauchbecken steigen möchte, sollte sich eines stabilen Kreislaufs sicher sein und zuvor aus hygienischen Gründen den Schweiß kalt vom Körper abduschen. Bei Kreislaufproblemen nimmt man besser nur die ersten Abkühlungsmaßnahmen in Anspruch und verzichtet auf das kalte Tauchbecken. Bei stärkerem Bluthochdruck ist das Tauchbad tabu.

Es ist nicht ratsam, statt des Tauchbeckens das Schwimmbad aufzusuchen. Das kurze Untertauchen im kalten Wasser ist ein deutlicherer Kältereiz und damit gesünder als längeres Verweilen im leicht temperierten Badebecken. Abgesehen davon, sollten Muskelbelastungen zwischen den Saunagängen möglichst unterbleiben.

Zwischendurch warme Fußbäder

Zwischen den einzelnen Kaltwasseranwendungen sollte man unbedingt warme Fußbäder nehmen. Sie helfen

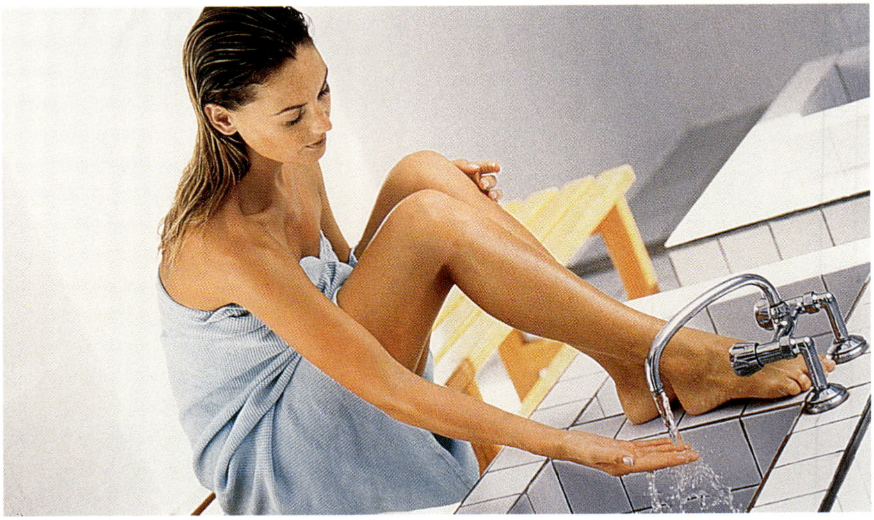

Die warmen Fußbäder zwischen den Saunagängen sind ein entscheidender Bestandteil des Gefäßtrainings.

Die Trockenbürstenmassage

Sanfte und natürliche Hautpflege

Eine Trockenbürstenmassage hat einen ähnlichen Effekt wie das ansteigende Fußbad. Sie erweitert die Blutgefäße, erwärmt und fördert das Schwitzen. Außerdem kurbelt sie die Durchblutung an, entgiftet die Haut und stärkt das Immunsystem.

Beginnen Sie herzfern, und bürsten Sie mit einem Luffahandschuh oder einer Naturhaarbürste in kleinen Kreisen immer in Richtung Herz, bis die Haut leicht gerötet ist. Nach der Sauna ist die Haut dann babyzart. Man kann den Effekt noch steigern, wenn man mit den Füßen in einem warmem Bad steht, während man den Körper trocken abbürstet.

nicht nur bei der Normalisierung der Körpertemperatur, sondern stellen auch ein wirksames Gefäßtraining dar, das von hohem gesundheitlichen Nutzen ist. Ein einzelnes Fußbad sollte bis zu fünf Minuten in Anspruch nehmen und in 40 °C warmem Wasser genommen werden. Das Wasser sollte höchstens bis zu den Knöcheln reichen, keinesfalls darüber.

Wer möchte, kann auch ein ansteigendes Fußbad nehmen (siehe Seite 45f.). Als letzte Maßnahme bei den Wasseranwendungen ist ein warmes Fußbad nicht geeignet. Abgeschlossen wird immer mit kaltem Wasser.

Massagen und Solarium in der Ruhephase

Nach der Abkühlphase trocknet man sich gut ab, föhnt die Haare oder wickelt ein Handtuch um den Kopf, hüllt sich in einen flauschigen Bademantel und ruht sich mindestens ein Viertelstündchen (bis höchstens 30 Minuten) liegend aus.

Jetzt ist auch der günstigste Zeitpunkt für eine Massage, denn nach dem Saunagang ist die Muskulatur durch und durch gelockert und schön weich. Die Massage verstärkt die Saunawirkung noch, weil sie die Gewebeflüssigkeit in Bewegung bringt, Schlackendepots und Wassereinlagerungen auflöst und für einen Abtransport bereit macht. Bei einem weiteren Saunagang nach dem Massieren, bei dem man erfahrungsgemäß besonders stark schwitzt, werden die Stoffwechselabfallprodukte dann ausgeschieden.

Gefäßtraining

Werden die Gefäße mit Kälte konfrontiert, ziehen sie sich zunächst zusammen. Anschließend setzt eine reflektorische Weitstellung der Gefäße ein, die eine bessere Durchblutung gewährleistet. Wasseranwendungen sollten aus diesem Grund immer kalt abgeschlossen werden.

Wer möchte, kann sich in der Ruhephase auch in ein Solarium legen. Dabei sollte allerdings bedacht werden, dass sich beim Saunabad die oberste, abgestorbene Hornzellenschicht der Haut gelöst hat und die Haut dadurch strahlungsempfindlicher geworden ist.

Nach der Sauna den Durst löschen

Aus medizinischer Sicht sollte man zwischen den einzelnen Saunagängen nichts trinken, weil eine Flüssigkeitszufuhr die entschlackende Wirkung des Saunabades unterbricht. Diese Auffassung sollte jedoch nicht allzu streng gesehen werden. Wer zwischen den Saunagängen sehr durstig ist, kann sicherlich – ohne Schaden befürchten zu müssen – ein Glas Mineralwasser oder Apfelschorle zu sich nehmen. Nur Alkohol sollte auf jeden Fall gemieden werden, weil dies den Kreislauf zusätzlich belasten würde. Nach dem Saunabad kann dann der Durst nach Herzenslust gelöscht werden, am besten mit mineralstoffreichen Getränken (mit Wasser verdünnte Obst- oder Gemüsesäfte) oder mit ungesüßten Kräutertees.

Nach der Sauna sollst du ruh'n ... Natürlich kann man sich zwischen den Saunagängen auch ein wenig unterhalten – wenn man die Mitbadenden nicht beim Entspannen stört.

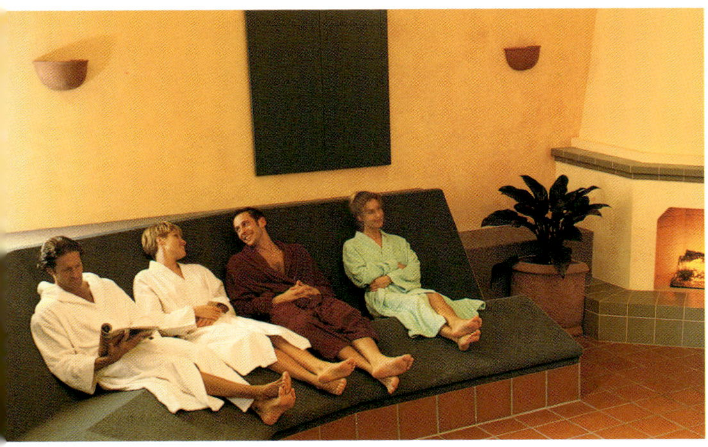

Mehr bringt nicht mehr

An den ersten Saunagang mit dem Wechsel von Aufheizen, Abkühlen und Ruhepause schließt sich ein zweiter, für Geübte auch ein dritter Saunagang an. Diese verlaufen im Prinzip genauso wie der erste. Beim letzten Saunagang sollte jedoch auf eine ausreichende Abkühlung ganz besonders viel Wert gelegt werden, andernfalls könnte man auf dem Nachhauseweg nachschwitzen und sich dabei erkälten.

Es hat sich gezeigt, dass mit drei Saunagängen hintereinander alle für die Gesundheit beabsichtigten Effekte erzielt sind. Mehr Saunagänge bringen keinen größeren Nutzen, sondern schwächen und ermüden nur. Denn normalerweise ist man durch die gezielten Abkühlungsmaßnahmen am Ende des Saunabades nicht erschöpft, wie man vielleicht meinen könnte, sondern deutlich erfrischt und belebt.

Aromaöle

Entspannende Düfte für Körper und Seele – auch in der Sauna

Duftöl	Wirkung
Bergamotte	Hellt die Stimmung auf Wirkt krampf- und schleimlösend Lindert nervöse Störungen
Eukalyptus	Wirkt entkrampfend Wirkt schleimlösend Beugt Erkältungen vor Entspannt die Muskeln
Fichten- und Kiefernnadeln	Lindert Atemwegserkrankungen Beugt Erkältungen vor Wirkt schleimlösend Wirkt entkrampfend
Grapefruit	Aktiviert die Sinne Hellt die Stimmung auf Wirkt krampf- und schleimlösend
Myrte	Wirkt krampf- und schleimlösend Wirkt antibakteriell Hellt die Stimmung auf Pflegt die Haut
Neroliöl (aus Pomeranzen / Bitterorangen)	Lindert Nervosität Wirkt stimmungsaufhellend Fördert den Schlaf
Orange	Beruhigt die Sinne Wirkt stimmungsaufhellend
Zedernholz (nicht in der Schwangerschaft!)	Fördert gesunden Schlaf Hellt die Stimmung auf Lindert Hautausschläge
Zitronenöl	Steigert die Konzentration Aktiviert die Sinne Wirkt desinfizierend

Zu den Entspannungsmaßnahmen nach dem Saunabaden kann – je nach Geschmack – auch eine Aromatherapie gehören, die die Wirkung der Duftöle beim Aufguss noch verlängert und unterstützt.

Der Aufguss

In einer öffentlichen Sauna füllt sich regelmäßig meist zur vollen Stunde die Heißluftkabine merklich. Eine gewisse Erregung und Unruhe scheint sich der Schwitzenden zu bemächtigen. Empfindliche Saunagänger oder Saunaneulinge verlassen dagegen beinahe fluchtartig den Raum. Anlass des geschäftigen Hin und Her ist der bevorstehende Aufguss, der von vielen heiß ersehnt wird und während dessen die Kabinentür nicht mehr geöffnet werden soll. Natürlich könnte man hinaus oder hinein, aber man würde sich den Unwillen der Mitbadenden zuziehen, weil dadurch die Wirkung des Aufgusses geschmälert, wenn nicht sogar zunichte gemacht würde.

Für den Aufguss schöpft der Saunameister oder die Saunameisterin aus einem Kübel mit einer Kelle Wasser, dem verschiedene duftende ätherische Öle beigefügt sind, und gießt es über die heißen Steine auf dem Saunaofen. Eine Dampfwolke schießt darauf empor, vernebelt den kleinen Raum und erfüllt ihn mit dem heilsamen Duft von Fichtennadeln, Latschenkiefern o.Ä. Anschließend verwirbelt die Saunameisterin oder der Saunameister die feuchte Luft gekonnt mit einem Handtuch.

Sobald die nunmehr feuchte Luft die Haut der Badenden erreicht, schlägt sich Wasserdampf darauf nieder und rinnt die Körper hinab. Der Aufguss stellt einen zusätzlichen Hitzereiz dar, der auch die Schweißdrüsen auf Hochtouren arbeiten lässt. Besonders auf den oberen Bänken ist »Loyly«, der Gluthauch, wie die Finnen den Dampfstoß nennen, kaum mehr zu ertragen. Aber schon nach wenigen Minuten haben die Holzwände die Feuchtigkeit aufgesogen und die Luft in der Saunakabine ist wieder trocken wie zuvor. Auch das Temperaturempfinden der Badenden entspricht dann wieder den vorherigen Verhältnissen.

Saunaprofis schätzen den Aufguss als Gipfel der Wärmeentfaltung. Empfindlicheren Naturen ist er manchmal des Guten zu viel. Es sei jedoch versichert, dass das Saunabad auch ohne Aufguss seine volle gesundheitliche Wirkung entfaltet.

Alkohol ist tabu

Auf keinen Fall darf für den Saunaaufguss Alkohol verwendet werden. Kommt Hochprozentiges mit den heißen Steinen in Kontakt, kann es sich (wie beim Flambieren) entzünden. Die entstehende Stichflamme könnte den Holzraum schnell in Flammen setzen.

Nicht zu viel

Die ideale Aufgussmenge beträgt laut Expertenempfehlung ungefähr 10 bis 15 Milliliter pro Kubikmeter Sauna-

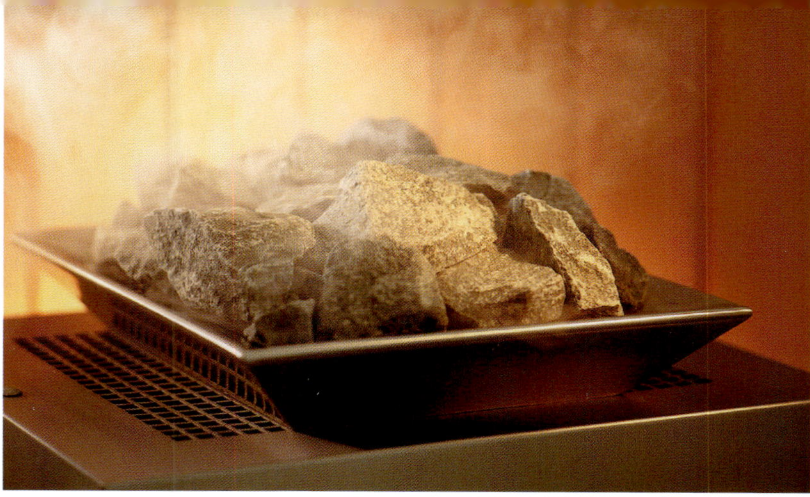

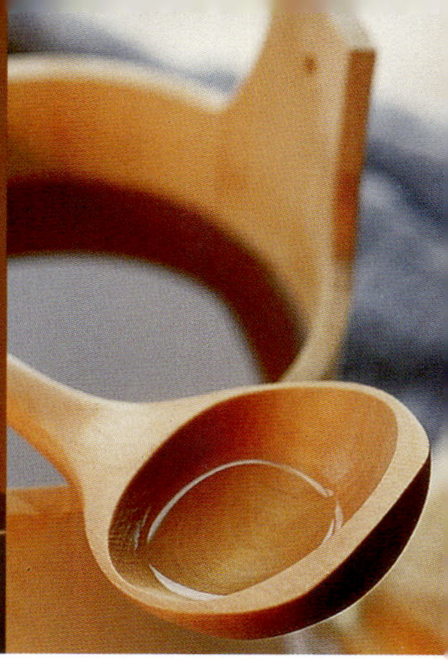

Viele Saunageübte kommen nur seinetwegen: Der Aufguss stellt sicherlich den Höhepunkt eines Saunabesuchs dar. Wird die Mischung auf die heißen Steine gegossen, steigt die Luftfeuchtigkeit kurzfristig stark an.

Aufgussmischungen bestehen in der Regel aus Wasser und Aromaölen.

raum. Wird mehr aufgegossen, kann der Wärmereiz unerträglich werden, und die Badenden müssen auf die weniger heißen, unteren Plätze ausweichen. Dort ist aber beim Aufguss die Luft nicht besonders gut, weil sich hier die verbrauchte Luft sammelt, ehe sie über die Lüftung abgeleitet wird.

Das Quästen

In Finnland nimmt man für den Aufguss gern Wasser, in dem belaubte Birkenzweige eingeweicht wurden. Das darin enthaltene Birkenblätteröl verleiht finnischen Saunas auch ihren charakteristischen Geruch. Die Birkenzweige werden dann für das Quästen weiterverwendet.

Beim Quästen handelt es sich um eine in Finnland gebräuchliche Methode, das Schwitzen in der Sauna noch zu verstärken. Man schlägt oder fegt mit einem Birkenlaubbüschel leicht über die Haut, entweder bei sich selbst oder bei anderen. Dies ist vor allem zum Zeitpunkt des Aufgusses Tradition. Das Quästen regt die Hautdurchblutung an und verstärkt den Heißlufttransport im Saunaraum. Die Folge ist eine noch größere Hitzeentfaltung auf der Haut, als ohnehin durch den Aufguss schon erzielt wird. Deshalb ist das Quästen nicht ganz unproblematisch.

Neuere Untersuchungen finnischer Ärzte ergaben, dass es eine erhebliche Zusatzbelastung für den Orga-

Sanftes Fegen

Die Birkenzweige für das Quästen werden vor der Sommersonnenwende geschnitten und zu Bündeln zusammengefügt. So ein belaubtes Zweigbündel nennt man einen Birkenquast, wovon sich das Wort »quästen« ableitet. Für die Winterzeit werden die Zweige kopfüber im Freien aufgehängt und getrocknet.

nismus darstellt. Beim Quästen steigen die Herzfrequenz und der Blutdruck zu sehr an; auch Herzrhythmusstörungen treten dabei häufiger auf. Die Experten empfehlen daher einhellig, auf diese Maßnahme zu verzichten, auch weil man mit jedweder Muskelarbeit in der Sauna zurückhaltend sein sollte (siehe Seite 47). Da diese finnische Gepflogenheit hierzulande ohnehin unüblich und in öffentlichen Saunas – aus Rücksicht auf die Mitbadenden – sogar untersagt ist, werden deutsche Saunagänger damit jedoch kaum konfrontiert.

Bei uns erinnert neben dem Handtuchwedeln des Saunameisters lediglich die Verwendung von verdünntem Birkenblätteröl für den Aufguss an das Quästen.

Durch Düfte Wohlbefinden steigern

Da Geruchseindrücke eng mit dem Gefühlsleben eines Menschen verknüpft sind, kann mit Hilfe gewisser Aromen die ausgleichende und gesundheitsfördernde Wirkung der Sauna noch verstärkt werden (siehe dazu auch Kasten auf Seite 55).

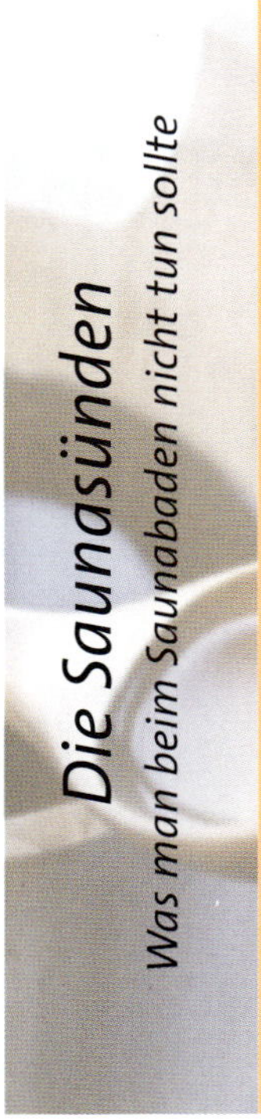

Die Saunasünden

Was man beim Saunabaden nicht tun sollte

Zu Beginn

- Gehetzt ins Saunabad gehen
- Hungrig oder mit vollem Magen saunabaden
- Unter Alkoholeinfluss ein Saunabad nehmen
- Warm-kalte Wechselduschen bei der Vorreinigung
- Nicht abgetrocknet zum Schwitzen gehen

In der Saunakabine

- Im Saunaraum turnen, trockenbürsten und viel oder laut reden
- Auf der unteren Bank, und dafür länger schwitzen
- Länger als 15 Minuten schwitzen
- Mehr als drei Gänge machen

Beim Abkühlen

- Vor den Kaltanwendungen warm duschen
- Das Freiluftbad weglassen
- Heftig einatmen
- Kalte Güsse mit starkem Massagestrahl anwenden
- Ungeduscht in das Tauchbecken gehen
- Auf Fußwärmbäder verzichten
- Im warmen Schwimmbecken oder Whirlpool »nachschwitzen«

Zu guter Letzt

- Sport zwischen den Saunagängen oder nach der Sauna
- In der Ruhephase unbekleidet stehen oder liegen

Die Duftstoffe werden dem Aufgusswasser in Form ätherischer Öle beigefügt. Ätherische Öle sind winzige Öltröpfchen, die aus den Drüsen bestimmter Pflanzenteile (Blätter, Wurzeln, Samen, Blüten und dergleichen) stammen. Sie enthalten wertvolle, charakteristische Stoffe der Pflanzen und entfalten über den Geruchssinn eine sanfte Heilwirkung. Die Öle dürfen niemals pur auf die Ofensteine gesprüht werden, denn wie beim Alkoholaufguss könnten Stichflammen die Badenden gefährden.

Für den ersten Saunagang gibt man drei Tropfen in eine Kelle Aufgusswasser, beim zweiten dürfen es vier, beim dritten Saunagang fünf Tropfen sein. Mehr ist nicht nötig und auch nicht förderlich. Je nach dem gewählten Duftstoff lassen sich unterschiedliche Wirkungen auf Körper und Psyche erzielen.

Saunameister und Saunameisterin

In jeder größeren Saunaanlage steht den Badegästen ein Saunameister oder eine Saunameisterin mit Rat und Tat zur Seite, wobei nicht jeder, der sich aufs Saunieren versteht, gleich eine solche Funktion ausüben kann. Dazu bedarf es einer mehrwöchigen Ausbildung in Voll- oder Teilzeitlehrgängen, wie sie beispielsweise vom Deutschen Sauna-Bund in der »Akademie für Aus- und Fortbildung im Badewesen« angeboten werden. Um in Fragen rund um das Saunabaden beraten zu können, müssen die Betreuer mit den menschlichen Organfunktionen unter Hitze- oder Kälteeinwirkung – Herztätigkeit, Atmung, Stoffwechselgeschehen usw. – vertraut sein und Warnhinweise sicher erkennen. Sonderfragen etwa zum Saunabaden während der Schwangerschaft oder in höheren Lebensjahren müssen sie ebenfalls zuverlässig beantworten können. Und selbstverständlich sollten die Ansprechpartner der Saunagäste in der Lage sein, einen perfekten Saunagang zu inszenieren, der die gesamte Bandbreite der gesundheitlichen Wohltaten entfaltet, die mit dem Saunabaden erzielt werden können.

Inwieweit sie sich dabei als Animateure erweisen, Aufgüsse regelrecht zelebrieren, Wedelvarianten und Duftstoffe gekonnt variieren und auch einmal für Stimmung sorgen, hängt wohl von der Erwartungshaltung des jeweiligen Saunapublikums ab. Jedenfalls scheint der Trend gegenwärtig in diese Richtung zu weisen. Im Verbund mit immer üppiger ausgestatteten Räumlichkeiten und zusätzlichen Verwöhnangeboten werden auch Saunameister und Saunameisterin aufrüsten und ihre Qualitäten als kurzweilige Freizeitgestalter zunehmend zum Einsatz bringen.

Das Handtuchschwingen ist nur eine – wenn auch oft künstlerisch wertvolle – Aufgabe des Saunameisters bzw. der Saunameisterin. Auch auf gesundheitlichem Gebiet sind sie bestens bewandert.

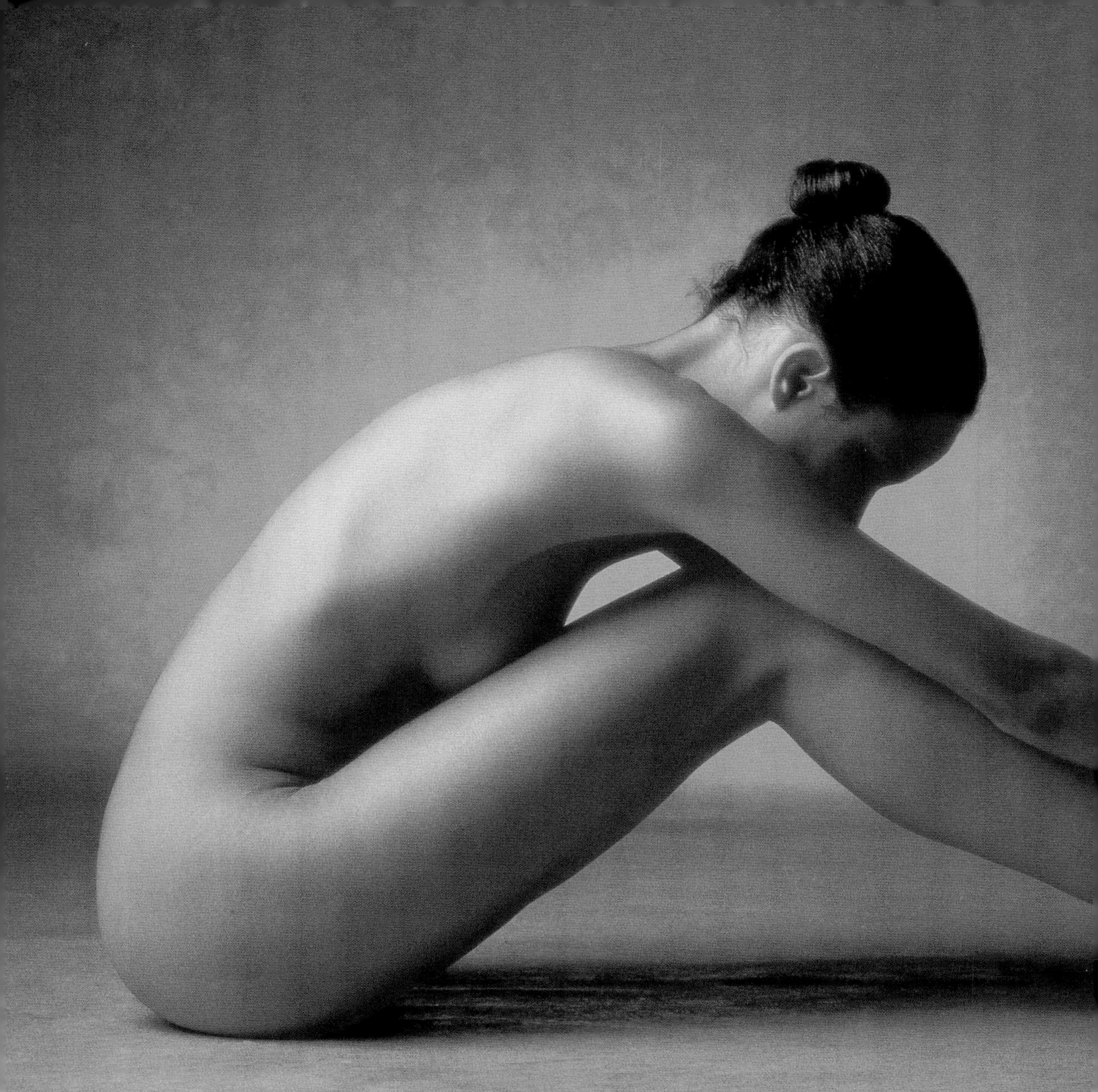

Der menschliche Organismus steht in einer ständigen thermischen Wechselbeziehung zu seiner Umgebung. Ist die Umgebungstemperatur höher als die Körpertemperatur, nimmt der Körper Wärme auf, ist sie niedriger, gibt er Wärme ab.

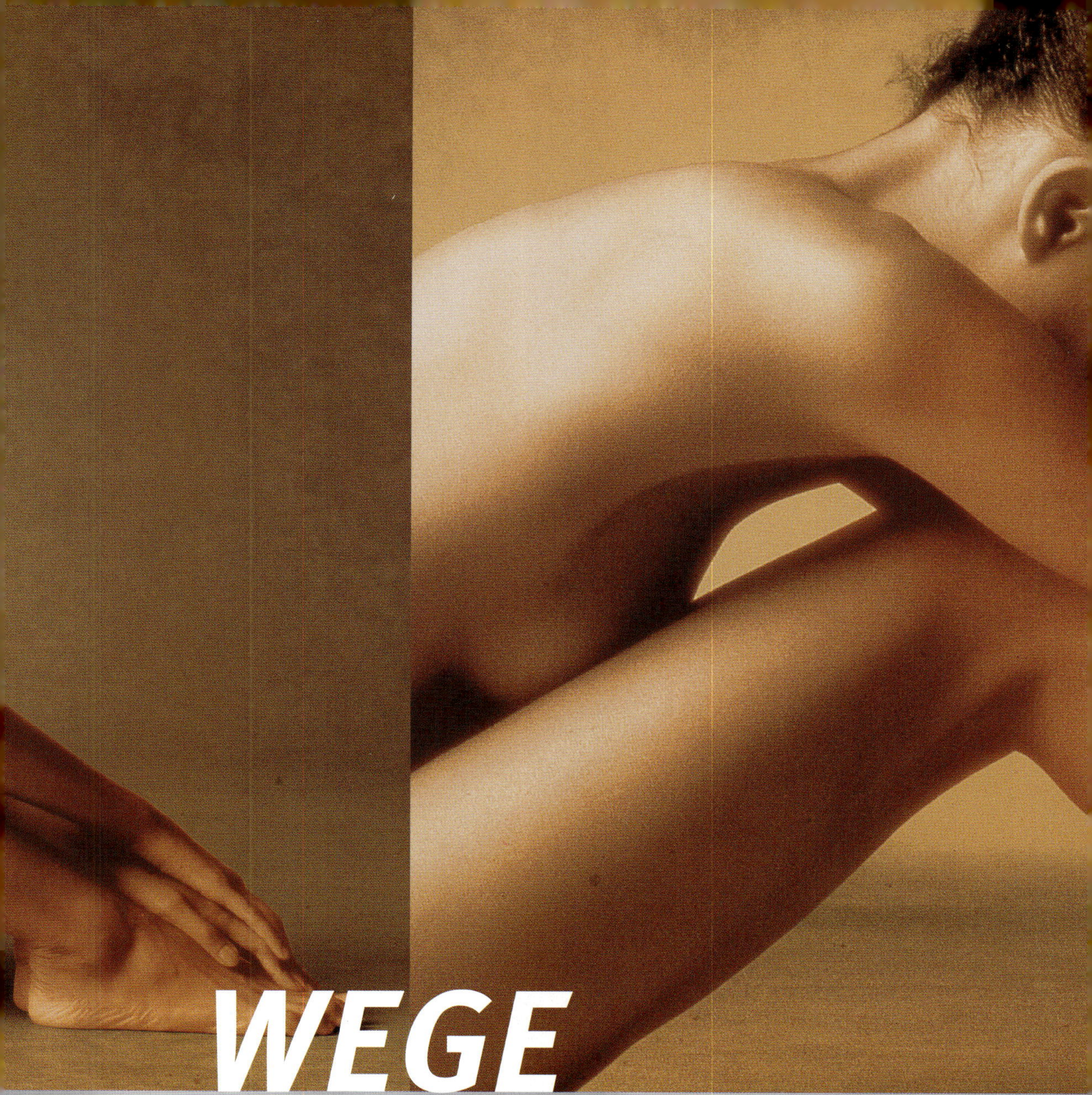

WEGE DER WÄRME

Wärme durch Berührung

Ist der Saunameister einmal nicht zur Stelle, können Sie auch selbst zum Handtuch greifen und die Luft nach dem Aufguss verwirbeln.

Wärme bewegt sich immer von einem Ort höherer Temperatur zu einem Ort niedrigerer Temperatur, um einen Ausgleich herzustellen. Diese Bewegung kann ein Fließen oder Strömen sein oder durch Strahlung vollzogen werden. Bei der so genannten Wärmeleitung, der Konduktion, fließt Wärme innerhalb einer Substanz von Molekül zu Molekül bis zur kälteren Stelle oder direkt von einer Substanz zur anderen, sofern sie sich berühren und unterschiedliche Temperaturen aufweisen.

In der Sauna merkt man das, wenn man sich auf eine der erwärmten Bänke setzt. Sofort nimmt die Haut die höheren Temperaturen an. Derselbe Wärmeleitungseffekt wäre auch zwischen der Luft in der Saunakabine und der Haut zu beobachten. Dass hier der Wärmeaustausch nicht ganz so perfekt funktioniert, liegt zum einen an der relativ schlechten Wärmeleitfähigkeit der Luft und zum zweiten an einem dünnen Luftfilm, der unseren Körper stets umgibt und der den Temperaturaustausch mit der Umgebungsluft abmildert. Das in Finnland praktizierte Quästen mit Birkenreisig beim Saunieren soll u. a. diesen Luftfilm zerteilen und damit mehr Warmluft aus dem Saunaraum an die Haut herankommen lassen.

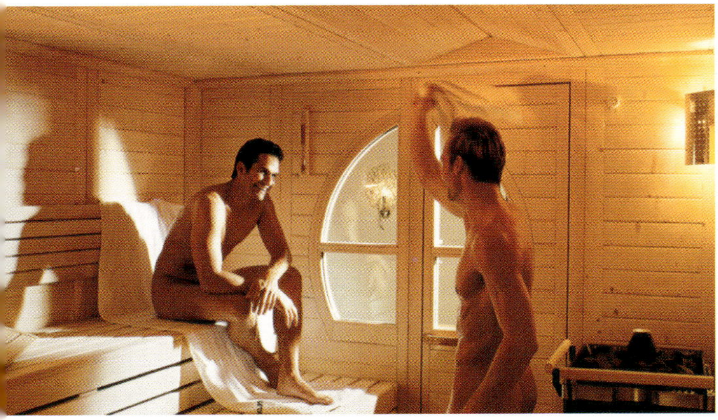

Ist die Haut erst einmal erwärmt, werden die höheren Temperaturen an die tiefer liegenden Gewebe weitergeleitet. Dies geschieht nicht nur durch Konduktion, sondern auch durch die so genannte Konvektion.

Wärmemitführung

Bei der Wärmemitführung, der Konvektion, wird Wärme von bewegten Flüssigkeiten oder Gasen von einem Ort zum anderen transportiert. Innerhalb unseres Organismus sind Flüssigkeiten wie Blut, Lymph- oder Bindegewebsflüssigkeit als Wärmemitführer aktiv. Wo immer sie erwärmt werden, verfrachten sie die Wärme zu den Bereichen im Körper, die kühler sind. Unter normalen Umständen geht der Wärmestrom, den vor allem das Blut bewegt, vom Körperinneren zur Haut, da sie mit durchschnittlich 28 bis 31 °C um einiges kühler ist als der 37 °C warme Bereich um Leber, Herz oder Lunge. In der Saunahitze, wo sich die Haut bis auf 40 oder 42 °C aufheizt, dreht sich der Wärmestrom um und fließt nach innen, wo es jetzt vergleichsweise kühler ist.

Die Wärmemitführung kann auch beim Erhitzen der Haut in der Sauna eine Rolle spielen. Wenn man in der Saunakabine ein Handtuch herumwirbelt, streicht ein heißer Wind über den Körper und heizt ihn stärker auf als die stehende Saunaluft. Vom Saunameister oder der Saunameisterin wird dies auf Wunsch gemacht, um den Badenden einen zusätzlichen Hitzereiz zu verschaffen. Dabei gilt: Je schneller sich die Luft bewegt, desto mehr Wärmeenergie wird transportiert.

Jeder kennt auch den Effekt der Wärmemitführung in umgekehrter Richtung, wenn beispielsweise ein kühler, energiearmer Luftzug über unsere Haut streicht, dabei den schützenden Luftfilm zerteilt und die Wärme der Haut »mitnimmt«. Dieser Wärmeabfluss ist beispielsweise schon bei Windstärke 5 so stark, dass die Haut Temperaturen annimmt, die um etwa 10 °C niedriger sind, als es den Lufttemperaturen entspräche.

In der Abkühlphase nach dem Aufenthalt im Schwitzraum dient bewegte Luft jedoch weniger als Wärmemitführer. Hier ist es in erster Linie fließendes kaltes Wasser. Es verhilft dem Körper zudem zu einer effektiveren Abkühlung als stehendes kaltes Wasser, das lediglich durch Konduktion kühlt. Dies ist jedoch nur eine theoretische Annahme, wie man im Ganzkörpertauchbad erfahren kann. Dass das Tauchbad stärker erfrischt als Wassergüsse und bei Kreislaufschwäche mit Vorsicht genossen werden muss, hängt mit seiner größeren Wassermenge zusammen, die mehr Wärmeenergie aufnehmen kann als ein dünner Wasserfilm, der über die Haut läuft. Zudem ist beim Tauchbad der gesamte Leib vom Wasser umschlossen und nicht nur einzelne Hautpartien.

Wohltuende Infrarotstrahlung

Infrarotstrahlen sind elektromagnetische Schwingungen, die von allen Arten von Wärmequellen ausgehen. Treffen sie auf Gegenstände oder auf einen menschlichen Körper, wird ihre Strahlungsenergie in Wärmeenergie umgewandelt. Die Schwingungen regen die Eigenbewegung von Molekülen an, auf die sie stoßen, und erhöhen dadurch die Temperatur im Gegenstand. Diese Art der Wärmeübertragung ist weder auf Luft noch Berührung angewiesen. Sie wird in der Sauna als ausgesprochen wohltuend empfunden und verhilft zu einer intensiveren Erwärmung des Körpers.

Besonders intensiv erlebt man die thermische Wechselbeziehung während eines Saunagangs, bei dem der Körper im Schwitzraum reichlich Wärme tankt und sie in der Abkühlphase wieder freisetzt.

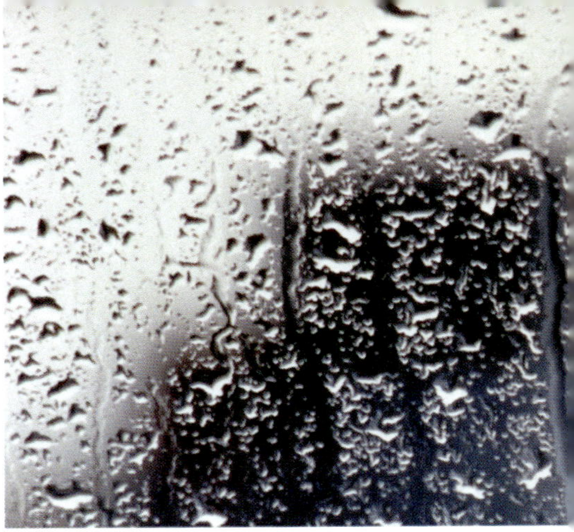

Den Vorgang der Kondensation kennt jeder aus dem heimischen Bad, wenn der aus der Dusche aufsteigende Wasserdampf Tropfen auf Spiegel und Scheiben bildet.

Es ist irreführend, von Tiefenerwärmung durch Infrarotstrahlung zu sprechen, ohne die Wellenlänge der Strahlen anzugeben. Nur wenn der Hersteller die Ausstattung seiner Infrarotkabine mit Infrarot-A-Strahlung garantiert, kann von einer Tiefenerwärmung ausgegangen werden.

Leider dringt die Saunastrahlung nicht, wie früher vielfach angenommen, bis in tiefere Haut- und Gewebeschichten ein, was beispielsweise bei Muskelverspannungen durchaus wünschenswert wäre. Genaue Messungen ergaben, dass die Saunastrahlung einem speziellen Frequenzbereich unter den Infrarotstrahlen zuzuordnen ist. Es ist der so genannte Infrarot-C-Bereich mit drei bis zehn Mikrometern Wellenlänge. Diese Strahlung wird bereits von der obersten Hautschicht absorbiert, erwärmt diese und lässt erst anschließend über Blut und Gewebe (Konvektion und Konduktion) auch die Körpertemperatur ansteigen. Um tiefer liegende Gewebeschichten direkt mit Wärmestrahlung zu verwöhnen, wurden deshalb spezielle Infrarotsaunas entwickelt, die mit besonderen Strahlen im Infrarot-A-Bereich (0,7 bis 1,4 Mikrometer) arbeiten. Inwieweit solche Infrarotkabinen zu den echten Saunas gerechnet werden können, ist strittig, ihr gesundheitlicher Nutzen jedoch vielfach belegt.

Auch der menschliche Körper sendet Wärmestrahlungen aus (9,3 Mikrometer Wellenlänge). Wenn man aus der Saunakabine kommt, strahlt man sozusagen mehr als sonst, da die Strahlungsintensität mit der Temperatur des strahlenden Körpers ansteigt. Neben Konduktions- und Konvektionsvorgängen gibt man in der Abkühlphase auch auf dem Weg der Wärmestrahlung Wärmeenergie ab.

Ausreichend vorheizen

Heimsaunabesitzer begehen nicht selten den Fehler, die Schwitzkabine zu früh zu betreten, meist nach nur etwa 30 Minuten Vorheizzeit. Dann hat zwar die Luft, wie das Thermometer anzeigt, die gewünschten Plusgrade erreicht. Die Gegenstände in der Sauna – Bänke, Wände oder Decke – sind aber noch zu kühl, um ausreichend Infrarotstrahlung zu entwickeln. An die zwei Stunden Vorheizzeit sind nötig, um in den Genuss dieser speziellen Wärmestrahlung zu kommen.

Kondensationswärme und Verdunstungskälte

Wenn heißer Wasserdampf im Badezimmer aufsteigt, beschlagen bekanntlich die kalten Scheiben, und dicke

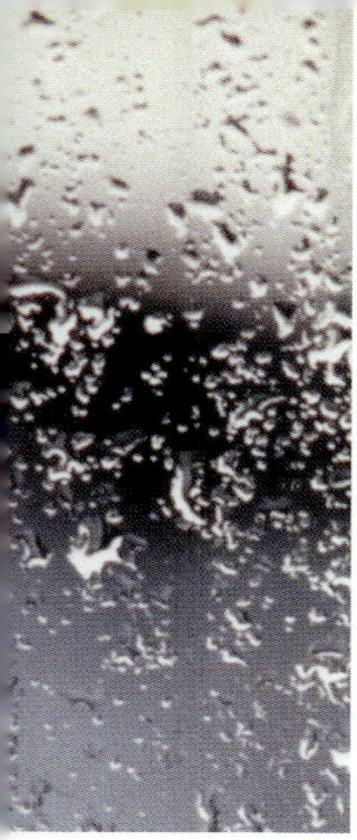

Wassertropfen rinnen an dem Glas herab. Dieser Vorgang, bei dem ein gasförmiger Stoff (Wasserdampf) in einen flüssigen (Wasser) übergeht, nennt man Kondensation. Dabei wird Wärmeenergie freigesetzt. Deutlich spürbar ist das auch beim Aufguss in der Sauna, wenn sich der zwischenzeitliche Dampfstoß auf unserer Haut absetzt und für noch mehr Hitze sorgt. Ohne Aufguss ist die Luft in einer finnischen Sauna allerdings relativ trocken und die Wärmeaufnahme des Körpers durch Kondensationseffekte gering.

In einem Dampfbad hingegen mit bis zu 100 Prozent relativer Luftfeuchtigkeit kondensiert reichlich Wasser auf der Haut. Das erzeugt so viel Kondensationswärme, dass Lufttemperaturen von 40 bis 50 °C kaum überschritten werden können, soll es nicht unerträglich heiß werden.

Das Gegenteil der Kondensation ist die Verdunstung, der Übergang einer Flüssigkeit (Wasser) in einen gasförmigen Zustand (Wasserdampf). Dabei entsteht Kälte. Diese Verdunstungskälte nutzt unser Organismus zur Temperaturregulierung. Bei Hitze produziert er Schweiß, der dann auf der Haut verdunstet und kühlt. Messungen ergaben, dass dem Körper bei der Verdunstung von einem Liter Schweiß etwa 600 Kilokalorien Wärmeenergie entzogen werden. Im Dampfbad wiederum ist die Luft derart mit Feuchtigkeit durchsetzt, dass sie kaum weiteren Wasserdampf aufzunehmen vermag und praktisch keine Verdunstungskälte entsteht. Hier überwiegt die Kondensation, und die Flüssigkeit auf der Haut, die oftmals für Schweiß gehalten wird, ist zu einem Großteil lediglich niedergeschlagener Wasserdampf.

Körpergewicht und Wärmeaufnahme

Je mehr Masse ein Körper aufweist, desto länger dauert es, ihn aufzuheizen. Außerdem besitzt das menschliche Fettgewebe wärmedämmende Eigenschaften. Beides führt dazu, dass Personen mit höherem Körpergewicht Hitzereizen besser widerstehen als solche mit einem niedrigeren Gewicht. Normalerweise empfinden Beleibtere die hohen Saunatemperaturen länger als angenehm als schlankere Saunagänger. Nicht selten wirken jedoch Herz- und Kreislaufprobleme, die ein starkes Übergewicht mit sich bringen kann, dieser physikalischen Ausgangslage entgegen. Eine größere Masse und die dämmende Fettschicht führen auch dazu, dass es länger dauert, bis der Körper die gespeicherte Wärmeenergie wieder abgibt. Für die Abkühlphase dürfen Übergewichtige daher ruhig etwas mehr Zeit aufwenden.

Bei Übergewicht ist die Aufenthaltsdauer im Schwitzraum und bei den Wasseranwendungen der gesundheitlichen Verfassung sorgfältig anzupassen.

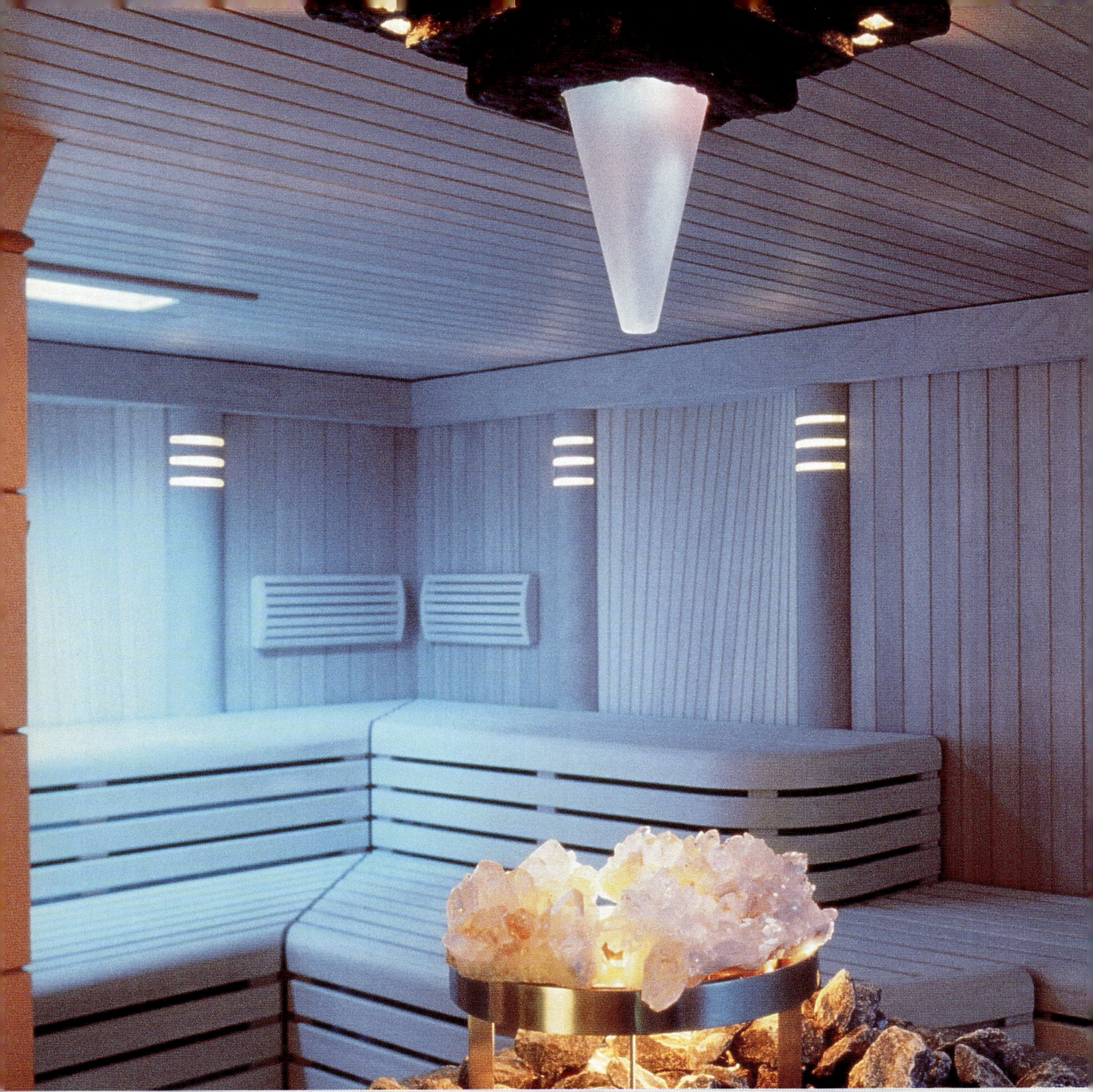

»Wenn Sauna, Schnaps und Teer nicht helfen, führt die Krankheit zum Tode« – sagen die Finnen. Versuchen Sie es lieber zuerst mit der Sauna; Sie werden sich wundern, bei wie vielen Beschwerden sie hilft!

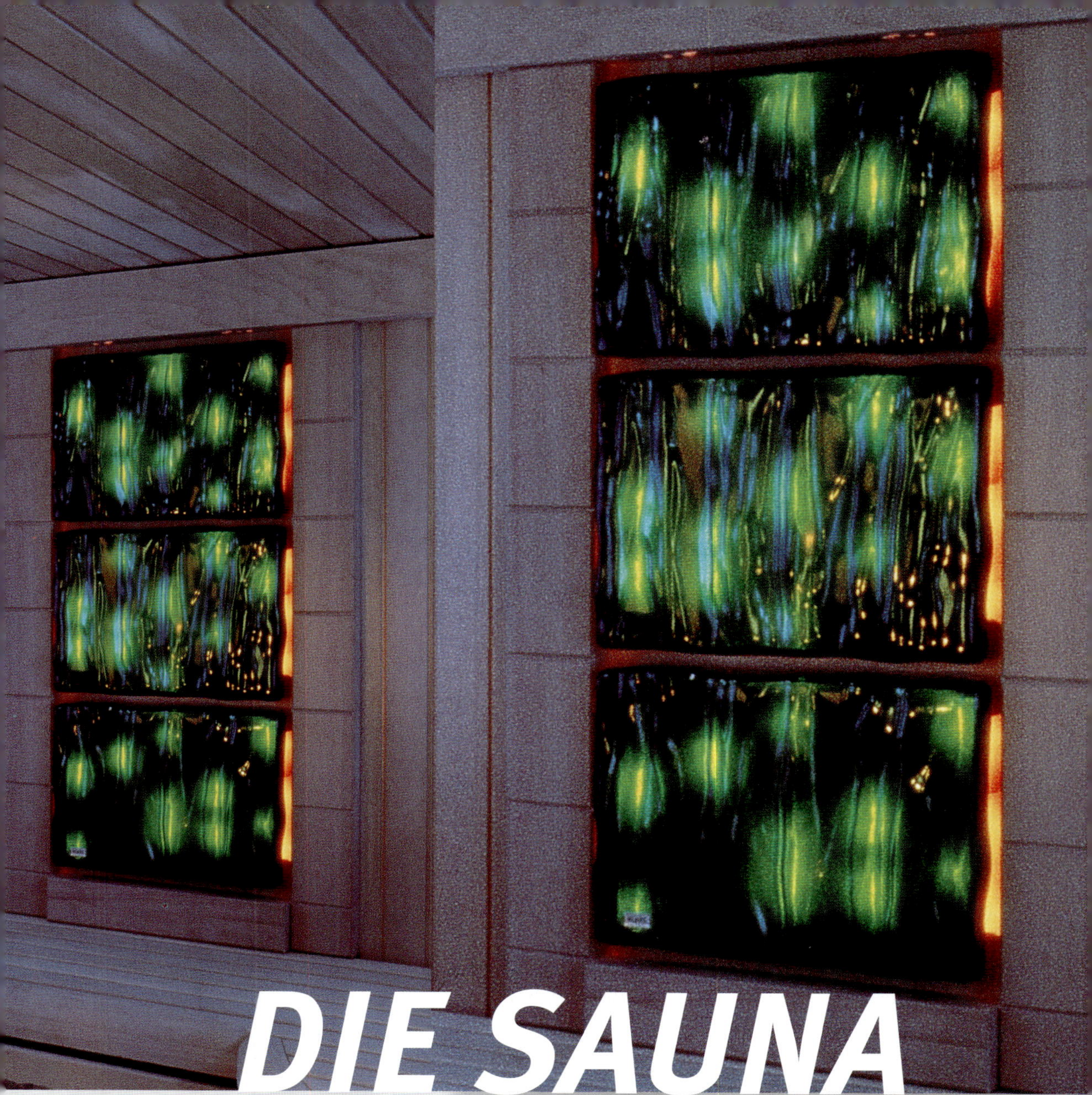

DIE SAUNA ALS ALLHEILMITTEL

Natürlicher Gesundbrunnen

Keine andere Badeform ist von der medizinischen Forschung so genau unter die Lupe genommen worden wie das klassische Saunabad. Seine Wirkungen auf den menschlichen Organismus sind weitestgehend geklärt und durch unzählige Studien belegt. Vornehmlich im skandinavischen Raum, aber auch in Deutschland, Russland, China und Japan ist man dem nordischen Jungbrunnen methodisch zu Leibe gerückt.

Zitronenöl bietet sich als Aufgussessenz besonders an: Es steigert die Konzentration und aktiviert die Sinne.

Die Bemühungen erbrachten weit mehr als beispielsweise das Verständnis physiologischer Abläufe bei Temperaturen bis zu 90 °C. Sie führten zu der gesicherten wissenschaftlichen Erkenntnis, dass Saunieren außerordentlich gesund ist, über die Stimulierung von Immun- und Gefäßsystem Erkrankungen vorbeugt und bei einer Reihe von Beschwerdebildern eine wirkungsvolle unterstützende Heilmaßnahme darstellt. Letzteres gilt insbesondere bei Atemwegserkrankungen wie chronischer Bronchitis oder auch Asthma bronchiale, bei Durchblutungsstörungen oder chronischem Rheumatismus. Was lange Zeit lediglich als finnische Spezialität galt, ist heute auch bei uns und nahezu weltweit gängige medizinische Praxis, von der in Kurkliniken, Sporthotels, Reha-Zentren und anderen im Dienst der Gesundheit stehenden Einrichtungen regelmäßig Gebrauch gemacht wird.

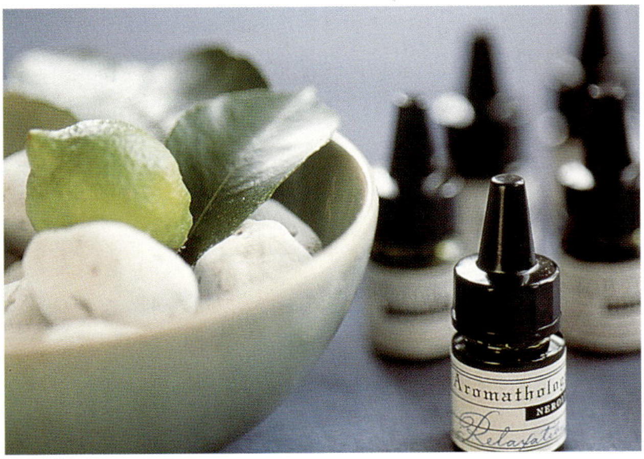

Wie die Sauna wirkt

- Die Temperaturen im Schwitzraum weiten die Blutgefäße und normalisieren erhöhten Blutdruck. Es werden vermehrt abwehrstärkende Antikörper gebildet. Haut und Gewebe werden durch die Schweißproduktion entgiftet und entschlackt. Muskulatur und Psyche entspannen sich.
- Der Wechsel zu den niedrigen Temperaturen in der Abkühlphase trainiert die Blutgefäße und normalisiert zu niedrigen Blutdruck. Die Nierenfunktionen werden aktiviert, und die Produktion stimmungsaufhellender Hormone kommt in Gang.

Was Saunabesucher erwarten

(Umfrage des Deutschen Sauna-Bundes)

- 78 Prozent Abhärtung
- 76 Prozent Entspannung
- 43 Prozent Leistungssteigerung und Fitness
- 22 Prozent Hautpflege und besseres Aussehen
- 21 Prozent Körperreinigung
- 15 Prozent Badevergnügen und Geselligkeit
- 13 Prozent Behandlung einer Krankheit
- 6 Prozent Gewichtsreduzierung

- Die hohen Temperaturunterschiede stärken die Abwehrkräfte und machen widerstandsfähiger gegenüber Winterkälte und Tropenhitze.
- Die Warm- und Kaltanwendungen aktivieren besonders den Hautstoffwechsel, fördern die Regeneration der Haut und verhelfen zu einem gesunden, frischen Teint.
- Die Wechselreize in der Sauna stimulieren das Nervensystem in zweifacher Weise. Einerseits verhilft die Anregung des Parasympathikus zu Stressabbau und Entspannung, andererseits erfrischt die Reizung des Sympathikus. Das bringt tieferen Schlaf, eine verbesserte Regenerationsfähigkeit und mehr Leistungskraft.
- Die Saunaluft weitet die Bronchien und verstärkt deren Durchblutung. Das macht die Atemwege frei und bewahrt sie vor Infekten.
- Infrarotstrahlung, die von erwärmten Gegenständen in der Saunakabine ausgeht, fördert die Durchblutung in der Körperschale und verhilft zu einem wohligeren Wärmeerlebnis als lediglich warme Luft.
- Die duftenden Aufgussessenzen und der angenehme Geruch von warmem Holz verfeinern unsere Sinneswahrnehmungen.
- Gedämpftes Licht oder therapeutische Lichteffekte streicheln die Seele und hellen unsere Stimmungslage auf.
- Die Körperpflege vor und nach dem Saunagang aktiviert nicht nur den Kreislauf. Sie ist außerdem ein zusätzliches Wohlfühlerlebnis, das vor allem strapazierte Haut aufblühen lässt.
- Nicht zuletzt ist der Saunabesuch für viele Menschen auch ein geselliges Ereignis, das unabhängig von den gesundheitlichen Anwendungen für psychische und physische Stabilität sorgen kann.

Fit & schön

Die Erwartungen bezüglich der Wirkungen eines Saunabesuchs sind bei Männern und Frauen unterschiedlich. Während Männer meist mehr Wert auf den Fitnessfaktor legen, kommt es Frauen überwiegend auf den Schönheitsaspekt an.

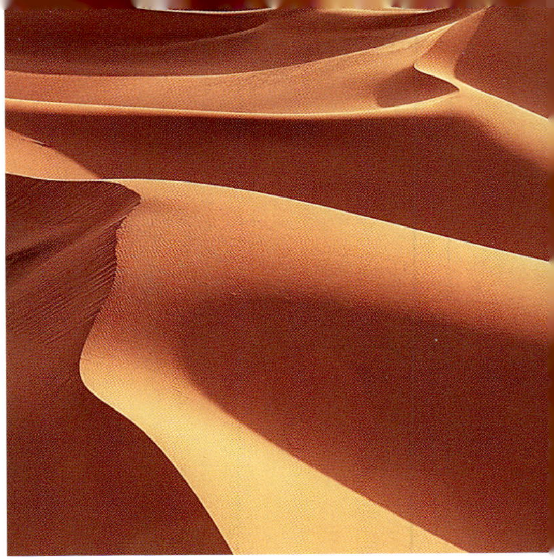

Der Wechsel von heiß und kalt, von wüstenähnlicher Hitze und Trockenheit einerseits und feuchter Kühle andererseits bestimmt den Saunabadeablauf und erhält die Gesundheit von Venen und Arterien.

Wie an einem Gebirgsbach

Den Effekt des kurzfristigen Fröstelns trotz großer Wärme kennen Sie wahrscheinlich auch aus der heimischen Badewanne: Ist das Wasser noch zu heiß, stellt sich vorübergehend eine Gänsehaut ein.

Hitze und Kälte stellen stets eine Herausforderung für unseren Organismus dar und müssen innerlich ausgeglichen werden. Im Gegensatz zu anderen Lebewesen wie beispielsweise Reptilien, die in eine Kältestarre verfallen können, sind wir auf annähernd gleichbleibende Körpertemperaturen angewiesen. Dies gilt zumindest für die so genannte Kerntemperatur im Bereich der lebenswichtigen Organe Herz, Lunge und Leber. Dort herrschen fast immer 37 °C, sofern man kein Fieber hat.

Selbst ein zehn- bis zwölfminütiger Aufenthalt auf der oberen Saunabank, wo es immerhin über 80 °C heiß ist, steigert die Kerntemperatur des Körpers nur um etwa 1 °C. Unser Organismus verfügt über fein aufeinander abgestimmte Regulationsmechanismen, damit das Kunststück der inneren Temperaturerhaltung auch unter extremen Bedingungen zumindest eine Zeit lang gelingt. Regelmäßiges Saunieren trainiert diese Mechanismen und aktiviert damit grundsätzlich unsere Fähigkeiten, stärkeren körperlichen Reizen zu begegnen, was viele von uns durch eine überwiegend sitzende Lebensweise in klimatisierten Räumen verlernt haben. Deswegen fühlt sich mancher Großstadtmensch nach dem Besuch einer Sauna so, als habe er einen Tag lang an einem wilden Gebirgsbach zugebracht, wo urtümliche Reize wie Nebelschwaden, frisches Quellwasser, bemooste Baumstämme, mächtige Felsen und steinige Wege das Bild beherrschen.

Ein Moment des Fröstelns

In der menschlichen Haut befinden sich sowohl Nervenenden für das Kälteempfinden als auch solche für das Wärmeempfinden. Man nennt sie Kälte- und Wärmerezeptoren. Sie melden dem Zwischenhirn die aktuellen Hauttemperaturen und veranlassen es, die jeweiligen Mechanismen zur Wärmeabgabe oder zur Wärmespeicherung in Gang zu setzen.

Da die Zahl der Kälterezeptoren die der Wärmerezeptoren um das Zehnfache übersteigt und die Kälterezeptoren näher an der Hautoberfläche angesie-

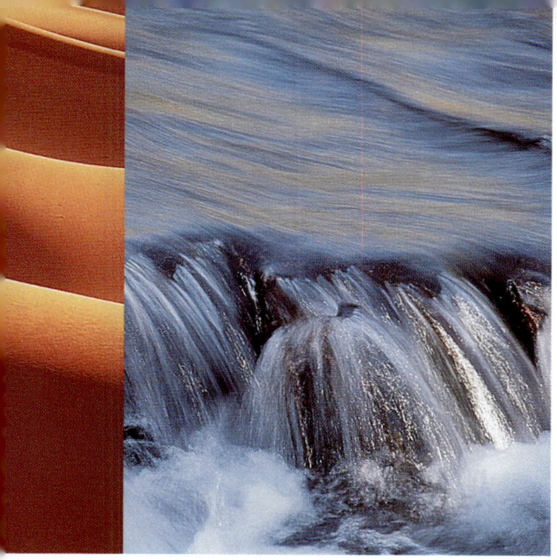

delt sind, kann es beim Betreten einer aufgeheizten Sauna zu paradoxen Reaktionen des Körpers kommen. Der plötzliche Hitzeschwall trifft zuerst auf Kälterezeptoren und stellt im ersten Moment lediglich einen starken Reiz dar, der nicht gleich eingeordnet werden kann.

So mancher Saunabesucher bemerkt dann verwundert, dass ihn in größter Hitze ein wenig fröstelt und er eine Gänsehaut bekommt, also wie auf Kälte reagiert. Das ist jedoch völlig harmlos und gleich vorüber, denn binnen kurzem werden auch die tiefer liegenden Wärmerezeptoren aktiviert und das Zwischenhirn mit den richtigen Informationen versorgt.

Wichtige Gefäßgesundheit

Ein gut funktionierendes, gesundes Gefäßsystem ist einer der wichtigsten Grundbausteine für ein langes und tatkräftiges Leben. Nicht umsonst sagen Mediziner: »Der Mensch ist so jung bzw. so alt wie seine Gefäße.«

Degenerationen, d.h. negative Veränderungen im Gefäßsystem wie beispielsweise arteriosklerotische Verengungen (Verkalkungen) stellen vor allem für die Menschen in den westlichen Industrienationen eine der größten gesundheitlichen Bedrohungen dar. Über die Hälfte aller Todesfälle gehen direkt oder indirekt auf das Konto derartiger Erkrankungen. Der Wert gefäßstärkender Maßnahmen steht damit außer Frage.

Die Gefäße trainieren

Das Beste, was wir tun können, um unsere Venen und Arterien in Schwung zu halten, ist viel Bewegung und Sport, eine fettarme und dafür vitalstoffreiche Kost, nicht zu rauchen und für ausreichend Entspannung und Schlaf zu sorgen. Unbedingt dazuzurechnen ist auch der regelmäßige Besuch einer Sauna, der eine spezielle Art von Gefäßtraining entfaltet. Dies hängt mit den extremen Anforderungen zusammen, die große Hitze und anschließende Kälte an un-

Altersbedingt

Mit zunehmendem Alter nimmt die Elastizität der Gefäße automatisch ab, ohne dass man dabei von krankhaften Veränderungen sprechen könnte. Aus diesem Grund ist es wichtig, schon frühzeitig etwas für die Gesunderhaltung von Venen und Arterien zu tun.

Beim Aufenthalt in der Saunakabine erweitern sich die Gefäße, und mehr Blut strömt durch den Körper.

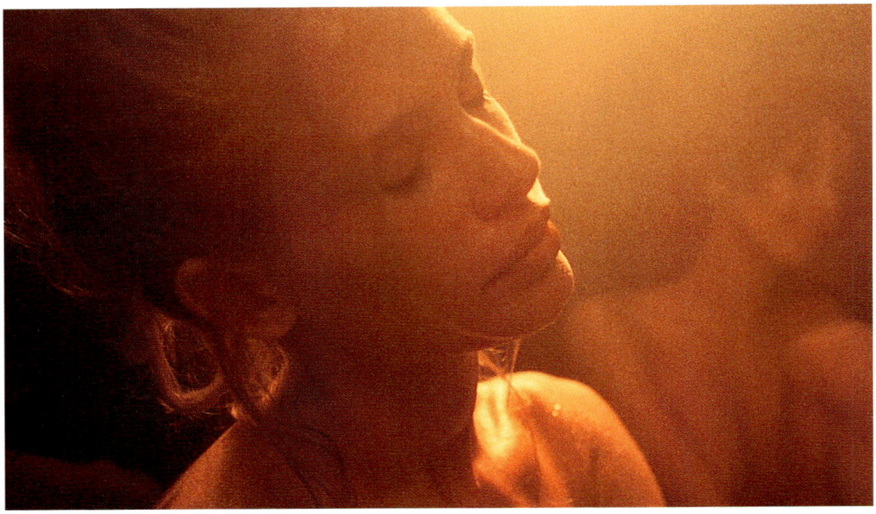

sere Blutgefäße stellen. Um den stets nötigen Temperaturausgleich im Körper herzustellen, muss das Gefäßsystem Höchstleistungen erbringen. Es muss sich sozusagen in Hochform versetzen, was dem gesamten Organismus zugute kommt, uns erfrischt, durchpulst und verjüngt.

Arterien verteilen sauerstoffreiches Blut im Organismus, Venen transportieren »verbrauchtes« Blut zum Herz zurück.

Erweiterung der Blutgefäße

Eine der ersten Anpassungsreaktionen unseres Körpers auf die hohen Temperaturen im Saunaraum besteht darin, die Blutgefäße in der Haut zu erweitern. Dies geschieht auf Befehl des Zwischenhirns durch die Adernmuskulatur oder rein physikalisch durch die Erwärmung. Der sich einstellende größere Blutstrom kann mehr Wärmeenergie aufnehmen als der vorherige geringere Blutstrom in eng gestellten Gefäßen. So kann mehr Wärme von der aufgeheizten Haut zum vergleichsweise kühleren Körperkern abtransportiert werden, um Ausgleich zu schaffen. Auf der anderen Seite strahlen die Gefäße Wärme direkt ab, ohne sie ins Körperinnere vordringen zu lassen. Die vergrößerte Gefäßoberfläche leistet dabei mehr als die kleinere Oberfläche von engeren Gefäßen.

Die enorme Wärmemenge in der Sauna lässt die Gefäßerweiterung bei manchen derart kräftig ausfallen, dass sich erst einmal eine leichte Hautrötung einstellt, wenn sie den Schwitzraum betreten.

Besonders die mittlere Hautschicht, die Lederhaut, ist mit zahllosen Äderchen ausgestattet, die für den Wärmeabtransport zuständig sind. Dort gibt es Brücken zwischen Arterien und Venen, die unter dem Einfluss der Saunahitze geöffnet werden. Das lässt den Blutfluss unter Umgehung des Kapillarnetzes, wo die Äderchen in haardünnen Spitzen auslaufen, schneller zirkulieren. Blut und Wärme werden großflächiger in der Haut verteilt und der Effekt der Wärmeabstrahlung zusätzlich erhöht.

In der Abkühlphase nach dem Besuch im Schwitzraum läuft dann alles in die entgegengesetzte Richtung. Die Blutgefäße verengen sich, und die umlaufende Blutmenge wird kleiner und fließt langsamer. Die Brücken zwischen Arterien und Venen schließen sich, und der Wärmestrom fließt wieder vom Körperkern zur Haut hin.

Warme Fußbäder zum Abkühlen

Es klingt verblüffend, ist aber wahr: Warme Fußbäder helfen beim Abkühlen. Wenn man sich nach dem Schwitzen in der Saunakabine und etwas Kühlung an der Luft die ersten erfrischenden Kaltwassergüsse gegönnt hat, verengen sich die Blutgefäße in der Haut reflexartig, d. h., sie schalten auf Wärmespeicherung um. Gleichzeitig herrscht im Körper aber noch die Saunahitze vor, die nach außen drängt und jetzt von den verengten Gefäßen am Abfluss gehindert wird. Folglich müssen sich die Blutgefäße entgegen dem Kältereflex wieder weit stellen. Nimmt man in dem Moment ein warmes Fußbad, unterstützt man diesen Prozess. Das Fußbad löst einen Wärmereflex aus, der rasch – und zwar von den Füßen bis zum Kopf – für die neuerliche Anpassung der Hautgefäße sorgt. Sie schalten wieder auf Wärmeabgabe um.

Inwieweit das funktioniert, können manche Saunabesucher direkt an ihren Oberschenkeln sehen. Aufgrund der verwirrenden Temperaturreize befinden sich nicht alle Blutgefäße in demselben Status. Die auf Wärmeabgabe eingestellten erzeugen rötliche Hautflecken, die auf Wärmespeicherung eingestellten graublaue. Eine marmoriert aussehende Haut ist die Folge. Diese Erscheinung verschwindet bald und ist normalerweise völlig harmlos. Nur bei stärkeren Marmorierungseffekten besteht der Verdacht auf eine krankheitsbedingte Durchblutungsstörung.

Wie oft?

Bis zu fünf Minuten lang ist das Saunafußbad in der Erfrischungsphase zu empfehlen. Ein regelrechtes Gefäßtraining erzielt, wer es zwei-, dreimal hintereinander durchführt, immer nach einer Kaltwasseranwendung. Das bringt die Gefäße in Schwung, hilft dem Organismus, Temperaturreizen besser zu begegnen, und intensiviert den Hautstoffwechsel.

Um beim Fußbad in der Abkühlphase nicht erneut Wärme abzuspeichern, darf das Wasser höchstens bis zu den Knöcheln reichen. Wadenhohe Fußwärmebäder nach Kneipp sind hier nicht angebracht, da sie auf eine durchgreifende Erwärmung des Körpers ausgerichtet sind.

Schwitzen als Tiefenreinigung

»Schwitzen Sie sich gesund«, sagen Saunaanhänger und in der Tat, es gibt kaum etwas Gesünderes als kräftig zu schwitzen. Besonders unsere Haut profitiert davon und dankt es mit einem frischen, rosigen Teint. Ihre zwei bis drei Millionen Schweißdrüsen arbeiten in der Saunahitze auf Hochtouren und produzieren pro Minute zwischen 20 und 40 Gramm Flüssigkeit, bei drei Saunagängen bis zu 1,5 Liter bzw. Kilogramm. Das entschlackt die Haut, durchspült das Gewebe, löst Wasseransammlungen und befreit den Organismus von Altlasten.

Schlacken

Schweiß besteht zu 99 Prozent aus Wasser und nur zu einem Prozent aus Schlacken wie beispielsweise Kochsalz oder Harnstoff. Zu einem weitaus größeren Teil werden diese Stoffe über die Nieren mit dem Urin ausgeschieden. Das Schwitzen in der Sauna vermehrt jedoch die Ausscheidung über den Harn.

Die Zellen der Schweißdrüsen beziehen die nötige Flüssigkeit aus dem Blut, genauer gesagt dem Blutplasma, das zu 90 Prozent aus Wasser besteht. Das Blut verdickt sich dadurch vorübergehend. Dies gleicht der Organismus binnen kurzem aus, indem er das Blut mit Flüssigkeit auffüllt, die im Gewebe gespeichert ist. Die Flüssigkeit stammt vorwiegend aus den Zellzwischenräumen, wo sich auch Schlackenstoffe, Zellabfälle oder Säurebildner von zu eiweißreicher Kost finden. Solche unerwünschten Substanzen werden durch den Prozess der Schweißbildung aufgewirbelt und mit dem Blut der Ausscheidung über Nieren und Harn zugeführt. Auf diese Weise kommt es zu einer tief greifenden Reinigung, die nicht nur schöne Haut macht, sondern auch eine höhere Widerstandskraft gegenüber Krankheitserregern und ein besseres Allgemeinbefinden bewirkt.

Nicht umsonst heißt es in der Naturheilkunde: »Das Terrain ist alles, die Mikrobe nichts.« Ein guter Zustand unserer Körpersäfte einschließlich der Zellzwischenraumflüssigkeit macht es Krankheitserregern schwer, sich bei uns einzunisten.

Würde man in der Sauna bzw. zwischen den einzelnen Saunagängen etwas trinken, wäre die Tiefenreinigung blockiert. Das Blutplasma regenerierte sich durch die Getränke recht schnell, und die Notwendigkeit, Wasserspeicher im Organismus aufzulösen, unterbliebe. Deshalb sollte man der Gesundheit zuliebe in der Sauna besser nichts trinken.

Schadstoffe ausleiten

Das Schwitzen in der Sauna regt nicht nur zur verstärkten Entgiftung des Organismus über die Nieren an. Auch

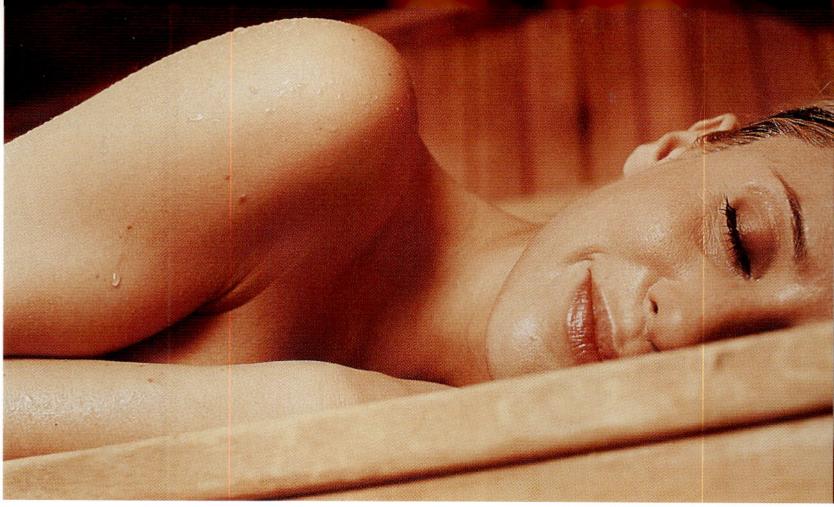

Durch das Schwitzen wird die Tätigkeit der Nieren angeregt, und es werden vermehrt Schadstoffe und Schlacken aus dem Körper geleitet. Dadurch fühlt man sich nach einem Saunagang nicht nur entspannt, sondern auch fast augenblicklich wohler.

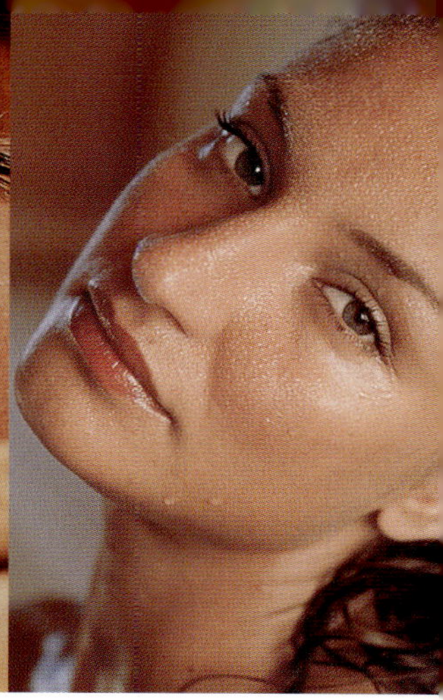

Wie gut das Saunabaden tut, wird man Ihnen und Ihrer Haut schon bald ansehen.

der Schweiß selbst leistet einen wichtigen Beitrag dazu. Er besteht zwar größtenteils aus Wasser, enthält aber auch ausscheidungspflichtige Substanzen wie Harnstoff, Harnsäure oder Ammoniak. Kochsalz wird ebenfalls mit ausgeschwemmt, bis zu einem Gramm pro Saunagang. Da die meisten von uns zu viel davon im Organismus gespeichert haben, ist dies absolut wünschenswert. Zu viel Kochsalz trocknet das Gewebe aus und steht nicht zuletzt in dem Verdacht, den Blutdruck zu erhöhen.

Mit dem Schweiß gelangen auch giftige Umweltschadstoffe wie Blei oder Kadmium aus dem Körper. Was diesen Punkt anbelangt, sind moderne Infrarotschwitzkabinen allerdings leistungsfähiger als die klassische Sauna. Das erbrachte eine vergleichende Analyse japanischer Wissenschaftler. Der Schweiß, der bei einer Sitzung in einer solchen Spezialsauna anfiel, enthielt 10 bis 15 Prozent mehr an Nichtwasserbestandteilen als die Schweißabsonderungen in einer herkömmlichen Sauna und wies 84 Mikrogramm Blei, 6,2 Mikrogramm Kadmium und 1,2 Mikrogramm Nickel auf. So gesehen kann Saunieren als eine körperliche Abwehrmaßnahme gegenüber der allgegenwärtigen Luft-, Boden- und Gewässerverschmutzung angesehen werden, die in unserer Zeit nicht hoch genug bewertet werden kann.

Typische Beschwerden oder Krankheiten, die von Umweltgiften verursacht bzw. mitverursacht werden können, reichen von Allergien, Kopfschmerzen, Appetitlosigkeit, Verdauungsstörungen, Gedächtnisschwäche bis hin zu Leberschäden oder Krebserkrankungen. Wissenschaftler raten

Aufgrund einer zunehmenden Belastung des Körpers durch Umweltgifte können auch bisher nur latent vorhandene Allergien zum Ausbruch kommen.

deshalb, bei hohen Umweltbelastungen oder Schwermetallvergiftungen intensive Schwitzkuren durchzuführen.

Muskelregeneration nach dem Sport

Milchsäure (Laktat) entsteht vor allem dann, wenn die sportliche Belastung überwiegend im anaeroben Bereich stattfindet, die Muskeln also nicht mehr ausreichend mit Sauerstoff versorgt werden.

Gerade Sportler wissen die entschlackende Wirkung der Sauna zu schätzen. Bei ihnen baut das Schwitzen Milchsäure (Laktat) ab, die sich bei körperlicher Anstrengung bildet und u. a. den bekannten und unangenehmen Muskelkater verursacht. Nach dem »Match« in die Sauna und das Problem ist gelöst.

Neben einem Milchsäurestau können auch Mikroverletzungen im Muskelgewebe die Katerschmerzen auslösen. Hier wirkt der Besuch im Schwitzraum nicht direkt heilend, hilft aber durch die Anregung von Stoffwechsel und Durchblutung und die muskuläre Tiefenentspannung. Sportärzte, Physiotherapeuten und Trainer setzen verstärkt auf die Sauna nach dem Sport, weil kaum ein anderes Mittel angegriffene Muskeln oder überstrapazierte Sehnen und Sehnenkapseln so gut regeneriert. Im Profisport basieren Leistungssteigerungen zunehmend auf verbesserten Regenerationsmaßnahmen und weniger auf einer Intensivierung des eigentlichen Trainings, bei dem in der Regel bereits alle Möglichkeiten bis zur Neige ausgeschöpft wurden.

Schwitzen will geübt sein

Saunaneulinge stellen unter Umständen fest, dass sie anfangs nicht so richtig ins Schwitzen kommen. Aller Erfahrung nach ist dies jedoch schnell überwunden, wenn man regelmäßig

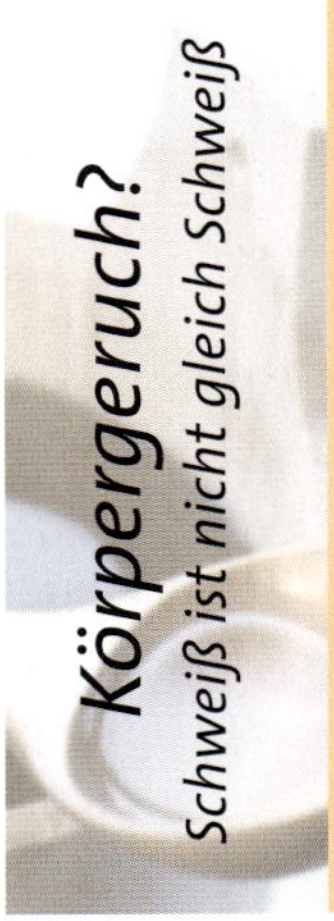

Körpergeruch?

Schweiß ist nicht gleich Schweiß

- Wer bei dem Wort »Schweiß« an Körpergeruch denkt, liegt bezüglich der Sauna falsch. Frischer Schweiß riecht nicht. Der Geruch entsteht erst, wenn winzige Fettsäurepartikel im Schweiß an der Luft ranzig werden und Hautbakterien sie zersetzen. Dies dauert jedoch gemeinhin länger als ein Aufenthalt im Schwitzraum.
- Nur wenn die Giftstoffbilanz eines Menschen aufgrund von Fehlernährung, Krankheit, Medikamenteneinnahme oder anderen Faktoren sehr belastet ist, kann das anders sein. Auch Alkohol- und Knoblauchgenuss verändern bekanntlich die Ausdünstungen.

sauniert. Die wiederkehrenden Hitzereize trainieren die schweißbildenden Systeme im Organismus intensiv und machen sie von Mal zu Mal funktionstüchtiger.

Zu denen, die davon profitieren, zählen nicht zuletzt die Raucher. Sie weisen oftmals Verengungen in den feinen Verästelungen der Hautgefäße auf, was die Mehrdurchblutung erschwert, die für die Schweißbildung notwendig ist. Folglich schwitzen Raucher nicht so leicht. Die durchblutungsfördernde und gefäßerweiternde Wirkung des Saunierens ist hier für eine Verbesserung der Schwitzleistung verantwortlich.

Für alle, die mit dem Schwitzen Probleme haben, empfiehlt es sich, vor dem Saunagang ein warmes Fußbad zu nehmen. Es macht die Gefäße für das Schwitzen bereit. Außerdem sollte man sich nach der Vorreinigung besonders gut abtrocknen, um keine Verdunstungskälte auf der Haut aufkommen zu lassen. Trockenbürsten vor dem Gang in die Saunakabine hilft ebenfalls. Nicht vergessen sollte man dabei aber, dass Frauen grundsätzlich weniger stark schwitzen als Männer.

Bei Belastungen Elektrolytverluste ausgleichen

Mit dem Schweiß werden nicht nur Schadstoffe aus dem Körper transportiert, sondern auch wichtige Elektrolyte wie Kalium, Kalzium oder Magnesium. Ein Liter Schweiß enthält beispielsweise 350 Milligramm Kalium. Dieser Mineralstoff fungiert im Organismus als Gegenspieler des Natrium und ist für Zellgesundheit und Muskelaktivität unverzichtbar. Natrium verzehren wir mit salziger Kost meist zu viel; Kalium aus Obst, Gemüse oder Getreide oft zu wenig.
Trotzdem stellt für normale Saunabesucher der Elektrolytverlust kaum ein Problem dar. Verglichen mit einem Tagesbedarf von zwei bis vier Gramm Kalium sind die Verluste gering. Schon drei Scheiben Vollkornknäckebrot (220 Milligramm) gleichen das fast wieder aus.

Bluthochdruck

In Deutschland weisen etwa 15 Millionen Menschen erhöhte Blutdruckwerte auf. Vielen von ihnen könnte allein schon durch regelmäßiges Saunabaden geholfen werden.

Die Regelmäßigkeit macht's

Darüber hinaus ergaben Messungen, dass regelmäßige Saunabesuche zu einem geringeren Elektrolytverlust führen. Mit zunehmender Erfahrung in der Kunst des Schwitzens schaltet der Organismus hier automatisch auf Einsparen um. Nur wer unter besonderen Belastungen steht (Sportler, Schwangere oder chronisch Fehlernährte) muss also darauf achten, Mineralstoffdepots nach den Saunagängen wieder aufzufüllen, am besten mit Mineralwässern, Fruchtsäften, Gemüsebrühen oder Vollkornprodukten.

Hilfe bei Kreislaufbeschwerden

Manchmal wird die Befürchtung geäußert, die Saunahitze stelle eine zu große Belastung für Herz und Kreislauf dar. Dass dem nicht so ist, zeigt u.a. eine finnische Studie an Patienten, die schon einmal einen Herzinfarkt erleiden mussten. Über einen Zeitraum von zehn Jahren wurden rund 40 000 Saunagänge von Personen in dieser Risikogruppe untersucht, und es war kein einziger kreislaufbedingter Zwischenfall zu verzeichnen.

Die Kreislaufbelastung, die ein Saunabesuch mit sich bringt, ist nicht höher als die des Alltags und deutlich niedriger als bei sportlichen Aktivitäten. Wichtige Kontrollinstanz hierzu ist der Herzschlag (Puls). In Ruhe schlägt es bei einem Erwachsenen ca. 70- bis 80-mal pro Minute. In der Schwitzkabine steigt der Puls auf etwa 120 Schläge pro Minute an. Die Blutmenge, die jetzt durch das Herz strömt, ist dadurch von vier auf acht Liter pro Minute erhöht. Wird ein Aufguss zelebriert, dann steigt der Puls kurzfristig nochmals um ca. zehn Prozent an. Zum Vergleich: Bei intensiven sportlichen Anstrengungen können ein Puls von 180 bis 200 und ein Herzminutenvolumen von 18 Litern erreicht werden. Dagegen sieht die Belastung bei einem Saunagang eher harmlos aus.

Wer absolut auf Nummer sicher gehen will: Bis zu einem Puls von etwa 220 minus Lebensalter steht nichts zu befürchten. Dies ist die durchschnittliche Obergrenze für sportliches Training. In der Sauna kann man sogar noch etwas dazu addieren. Die Blutgefäße sind im Schwitzraum erwärmt und stellen sich weit. Folglich leisten sie weniger Widerstand, was den Kraftaufwand des Herzens deutlich senkt.

Hinzu kommt, dass die Wärme den Sympathikus dazu anregt, das Herz ökonomischer arbeiten zu lassen, also pro Schlag mehr Blut zu bewegen. Beides hat zur Folge, dass in der Sauna eine geringere Kreislaufbelastung vorherrscht als beim vergleichbaren Puls bei körperlicher Aktivität.

Risikoprofil

Risikofaktor Nummer eins für einen Herzinfarkt oder Schlaganfall ist beruflicher Stress. Auch Bewegungsmangel und Ernährungsfehler erhöhen das Risiko einer Herz-Kreislauf-Erkrankung beträchtlich. Bluthochdruck und erhöhte Blutfettwerte schließlich runden das Profil ab.

Regulierung des Blutdrucks

Das Saunabaden ist sowohl bei erhöhtem als auch bei zu niedrigem Blutdruck zu empfehlen, sofern es sich dabei um behandelbare Formen handelt. In der Sauna wird der Organismus dazu angeregt, ausgleichende Druckverhältnisse herzustellen, sich einem ge-

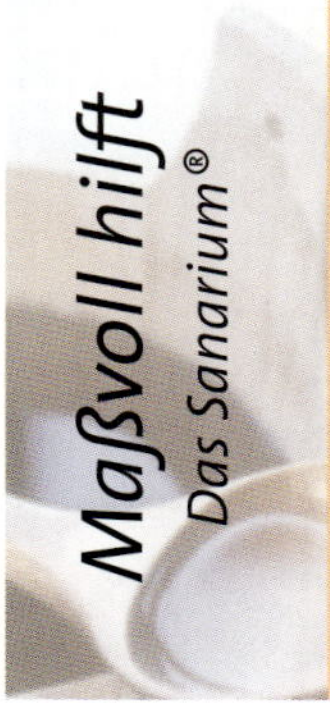

Maßvoll hilft
Das Sanarium®

Für Bluthochdruckpatienten ist auch die gemäßigte Variante der Sauna, das Sanarium®, mit 40 bis 55 Prozent Luftfeuchtigkeit und 50 bis 60°C sehr zu empfehlen. Dies erbrachte eine Untersuchung des Berliner Universitätsklinikums Charité. Zweimal in der Woche ins Sanarium® bescherte 60 Prozent der Testpersonen verbesserte Blutdruckwerte und eine gesteigerte Leistungsfähigkeit. 38 Prozent der Testpersonen erzielten sogar eine durchgreifende Normalisierung ihres Blutdrucks, ohne zusätzlich Medikamente zu benötigen.

sunden Mittelwert zu nähern. Allerdings profitieren Menschen mit erhöhtem Blutdruck (über 160/95 mmHg) stärker. Ihr Blutdruck sinkt durch die allgemeine Gefäßerweiterung während der Wärmeeinwirkung und pendelt sich bei regelmäßiger Praxis sogar auf einem niedrigeren Niveau ein. Dies ergaben genaue Untersuchungen sowohl für den oberen, systolischen Wert als auch für den unteren, diastolischen Wert. Die Kaltanwendungen, die eine rasche Gefäßverengung bewirken, sind für sie allerdings weniger günstig und vorsichtig zu dosieren.

Bei Menschen mit zu niedrigem Blutdruck erhöht sich durch das Saunieren, vor allem durch die Kaltwasseranwendungen, zwar der Druck. Leider bleibt er aber nicht auf dem erreichten Niveau, auch wenn man regelmäßig in die Sauna geht.

Die meisten nervösen Beschwerden sind rein vegetativer Natur, d. h. ohne organische Ursache. In diesen Fällen kann ein Saunabad Wunder wirken.

Nervliche Harmonisierung

Warum ein Saunabad einerseits herrlich erfrischt und andererseits schlaffördernd wirkt und wohlig entspannt, hat mit seinem Einfluss auf unser vegetatives Nervensystem zu tun. Das ist der Teil des Nervensystems, der nicht von unserem Willen gesteuert wird, sondern automatisch arbeitet, um Verdauung, Kreislauf, Atmung und Organfunktionen in Gang zu halten. Hauptakteure des vegetativen Nervensystems sind der Sympathikus und der Parasympathikus. Der Sympathikus steuert Muskelaktivitäten und Leistungsprozesse, wohingegen der Parasympathikus für Ruhe und Regeneration zuständig ist. Wird der Sympathikus zu sehr gereizt, fühlen wir uns überdreht und gestresst; gewinnt der Parasympathikus die Ober-

Die Sauna bringt das vegetative Nervensystem ins Gleichgewicht. Entspannung und wohlige Müdigkeit sind die Folgen.

hand, neigen wir zu Erschlaffung. Nur ein ausgewogenes Wechselspiel zwischen beiden garantiert Wohlbefinden und eine gute Konstitution. Dazu leistet das Saunabaden einen wichtigen Beitrag. Durch seine starken Wärme- und Kältereize stellt es ein Regulationstraining dar, bei dem einseitige nervliche Überlastungen und Blockaden gelöst werden können.

Die Wärmereize regen den Parasympathikus dazu an, die Gefäße weit zu stellen und den Blutdruck zu senken. Die gleichzeitige Aktivierung des Sympathikus sorgt für einen Anstieg des Pulses und die Produktion von Schweiß. Somit wird sowohl für Anspannungs- als auch Entspannungsprozesse gesorgt.

In der Abkühlphase gilt das Gleiche, nur in »umgekehrter Richtung«. Jetzt beruhigt der Parasympathikus Puls- und Schweißproduktion, während der Sympathikus zu Gefäßverengung und Blutdrucksteigerung anregt.

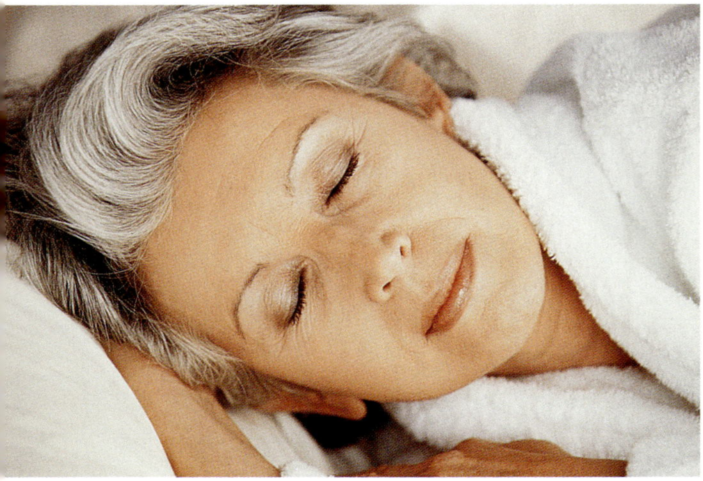

Erst eine Weile nach den Anwendungen kommt es durch einen speziellen nervlichen Effekt bei etwa der Hälfte der Saunabesucher (58 Prozent) zu einer vorübergehenden Ermüdung, einer stärkeren Betonung der Parasympathikusfunktionen. Man nennt dies die parasympathikone Nachschwankung. Die muskuläre Tiefenentspannung, die dabei auftritt, wird besonders von Stressgeplagten geschätzt und sollte nicht durch voreilige Aktivitätsentfaltungen nach dem Saunabesuch gestört werden. Wer unter Schlafstörungen leidet, sollte das Saunabad ungefähr zwei Stunden vor dem Zubettgehen abschließen. Dann fällt die parasympathikone Nachschwankung in die Einschlafzeit und garantiert eine angenehme Nachtruhe.

Hormonelle Auswirkungen

Starke thermische Reize stellen erst einmal einen gewissen Disstress (negativen Stress) für den Organismus dar und führen zu einer leicht erhöhten Ausschüttung von Stresshormonen wie Adrenalin, Kortison oder Kortisol. Doch im Verbund mit der Harmonisierung zwischen Parasympathikus und Sympathikus, der Entlastung von Herz und Kreislauf und der allgemeinen Muskelentspannung

Sauna als unterstützende Heilmaßnahme

Hilfe bei vielen Beschwerden

- Hautkrankheiten wie Akne, Neurodermitis, allergische Ekzeme, Nesselsucht, Schuppenflechte
- Ödeme (Wasseransammlungen)
- Chronische Bronchitis
- Chronische Erkrankungen der Atemwege (Katarrhe)
- Asthma bronchiale
- Weichteilrheumatismus
- Muskelkater und Muskelverspannungen
- Arthrosen
- Narbenschmerzen
- Nicht entzündliche Wirbelsäulenschäden (Bandscheibenschäden)
- Nervöse, vor allem stressbedingte Störungen
- Depressive Verstimmungen
- Schlafstörungen
- Wechseljahrebeschwerden
- Zu hoher und zu niedriger Blutdruck, sofern behandelbar
- Durchblutungsstörungen in der Körperperipherie
- Darmkrämpfe

kommt es in der Folge zu Anpassungsvorgängen, die uns Stressreizen gegenüber resistenter machen. Insofern ist das Saunabaden eine Art Stressbewältigungstraining. Auch hierbei muss jedoch auf das rechte Maß geachtet werden. Wer sich überfordert und zu lange sauniert, riskiert wegen der Stresshormone Kopfschmerzen und Übellaunigkeit. Bei richtigem Gebrauch der Sauna kann man sich jedoch auf das Gegenteil freuen: eine gehobene Stimmung und beste Laune. Dafür ist auch der günstige Einfluss von thermischen Wechselreizen auf Glückshormone wie Serotonin oder Dopamin verantwortlich.

Hormonpflaster abnehmen

Mit einem Hormonpflaster gegen Beschwerden in den Wechseljahren kann man nicht saunabaden. Der darin enthaltene Wirkstoff ist nicht hitzestabil. Zudem könnte die Haut mit Reizungen auf Schweiß und Wärme reagieren. Es ist der Hormonwirkung aber nicht abträglich, wenn man das Pflaster für die Zeit des Saunabesuchs abnimmt. Heftet man es in der Zwischenzeit z. B. an die Scheckkarte, klebt es danach wieder auf der (trockenen) Haut. Oder man macht es sich zur Gewohnheit, an jenen Tagen in die Sauna zu gehen, an denen das Pflaster sowieso gewechselt werden muss.

Auch bei der Verwendung »normaler« Pflaster sollten Sie in der Sauna vorsichtig sein: Durch die Wärme könnten Sie auf den jeweiligen Klebstoff allergisch reagieren!

Die Abwehrkräfte stärken

Lieber ins Bett

Durch seine abwehrstärkende Wirkung beugt Saunabaden Erkältungskrankheiten vor. Ist die Erkältung jedoch schon ausgebrochen, sollte man – auch mit Rücksicht auf die Mitbadenden – auf einen Saunabesuch verzichten.

Zu den bekanntesten Wirkungen des Saunabadens zählt die Abhärtung, und fast alle, die regelmäßig in die Sauna gehen, berichten, kaum mehr Erkältungskrankheiten zu bekommen. Durch den Wechsel zwischen Wärme- und Kältereizen wird der Organismus daran gewöhnt, rasch auf die Veränderungen der Temperatur zu reagieren. Erkältungen, grippale Infekte und die so genannte Sommergrippe haben dann keine Chance mehr. Auch vor der »echten« Grippe ist man durch das Saunabaden besser geschützt, wie wissenschaftliche Arbeiten zeigten.

Chance bei Krebserkrankungen?

Durch die Erwärmung des Körperkerns, die Hyperthermie, wird eine Reihe von Immunkomponenten aktiviert, die unsere Abwehrkräfte auf Vordermann bringen. So nimmt beispielsweise die Produktion von Killerzellen (T-Lymphozyten) im Blut zu, die Krankheitserreger und von solchen Erregern beschädigte Zellen mit giftähnlichen Substanzen bekämpfen. Auch Tumorzellen werden von den T-Lymphozyten angegriffen.

Beim anschließenden Wechsel zu den Kältereizen wird im Blut Interferon gebildet, das wie die Vitamine C und E radikale Sauerstoffmoleküle neutralisiert. Solche Moleküle verursachen Zellschäden und sind beispielsweise für vorzeitige Alterungsprozesse und eine Reihe ernsthafter Erkankungen verantwortlich.

Die abwehrstärkende Wirkung des Saunabadens hält erfahrungsgemäß etwa eine Woche lang an und sollte dann von neuem aktiviert werden. Dabei handelt es sich jedoch immer um eine vorbeugende Maßnahme. Wer bereits eine fiebrige Erkältung oder Grippe hat, kann mit dem Saunieren keine Heilung erzielen, sondern eher eine Verschlimmerung der Beschwerden hervorrufen.

Anders verhält sich dies bei allergischen Erkrankungen wie Neurodermitis oder Kontaktekzemen. Hier ist das Saunieren nicht nur ein hervorragendes Mittel zur Vorbeugung, sondern in vielen Fällen auch als unterstützende Heilmaßnahme geeignet.

Atemwegsinfektionen vorbeugen

Die Stimulierung des Immunsystems durch das Saunabaden ist besonders für die Atemwege von Nutzen. Das

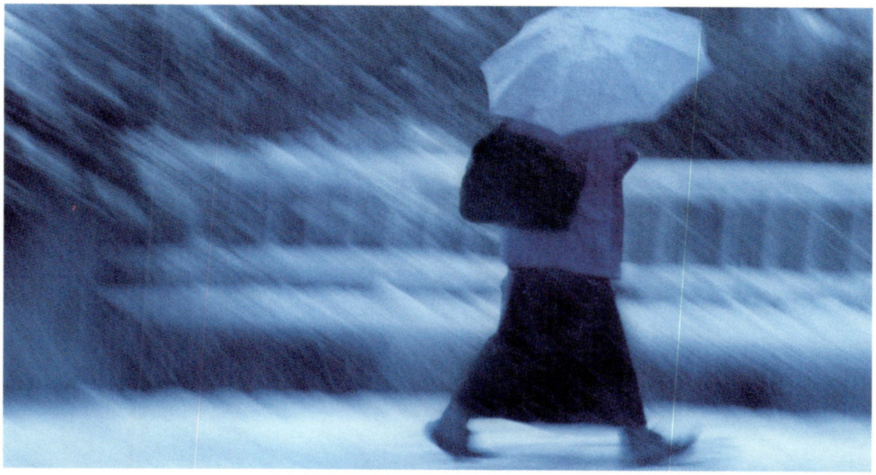

Wenn das Wetter so richtig ungemütlich ist, geht man am liebsten in die Sauna. Durch sie werden unsere Abwehrkräfte auf Vordermann gebracht.

Heißluftbad beugt Atemwegsinfektionen wirksam vor. Darüber hinaus können auch ernsthaftere Atemwegserkrankungen wie Asthma bronchiale oder chronische Bronchitis durch regelmäßiges Saunieren deutlich gebessert werden. Diese Effekte des Saunabadens beruhen vor allem auf der Erwärmung der Atemwege in der Schwitzkabine. Die Schleimhäute der Atemwege werden dort bis zu siebenmal stärker durchblutet als bei normalen Temperaturen. Dies führt zu einer verstärkten Schleimabsonderung in Nase, Rachen und Bronchien, was zu einer intensiven Reinigung von Fremdstoffen verhilft. Wichtiger für die Infektabwehr ist aber, dass die vermehrte Schleimproduktion, wie tschechische Studien ergaben, mit einem kräftigen Anstieg von Antikörpern (Immunglobulin A) verbunden ist.

Für Asthmatiker geeignet

Immunglobulin A ist Bestandteil des Gammaglobulins, der medizinisch bedeutsamsten Substanz des menschlichen Blutserums. Menschen, die zu wenig oder kein Gammaglobulin aufweisen, sind extrem anfällig für Infektionskrankheiten und müssen auf künstlichem Weg mit der Substanz versorgt werden.

Besonders für an Asthma bronchiale erkrankte Menschen ist von Bedeutung, dass die Erwärmung bei einem Aufenthalt im Schwitzraum zu einer Tiefenentspannung der gesamten Atemmuskulatur und damit auch des Zwerchfells führt. Diese Tiefenentspannung löst Verkrampfungen und lässt die Betroffenen wieder aufatmen. Asthmaanfälle während eines Saunagangs sind im Gegensatz dazu noch nie beobachtet worden.

Regelmäßiges Saunabaden entspannt die Rumpfmuskulatur und erhöht so das Fassungsvermögen der Lunge. Dies spielt vor allem auch für Asthmatiker eine Rolle.

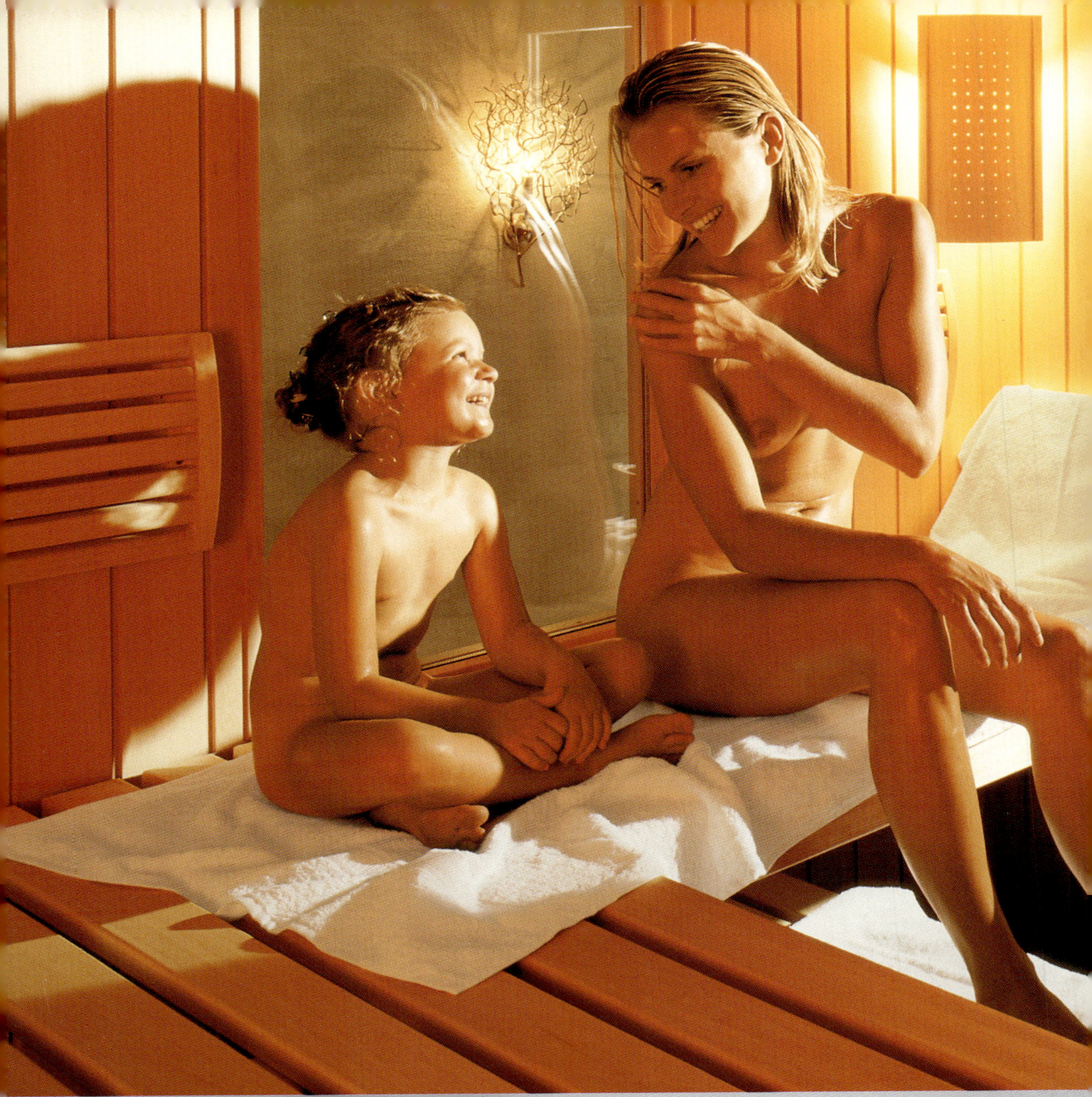

Viele Saunatabus, die früher – zumindest in Deutschland – galten, sind inzwischen überholt. Ob bei Bluthochdruck, in der Schwangerschaft oder in hohem Alter, die Sauna tut einfach gut.

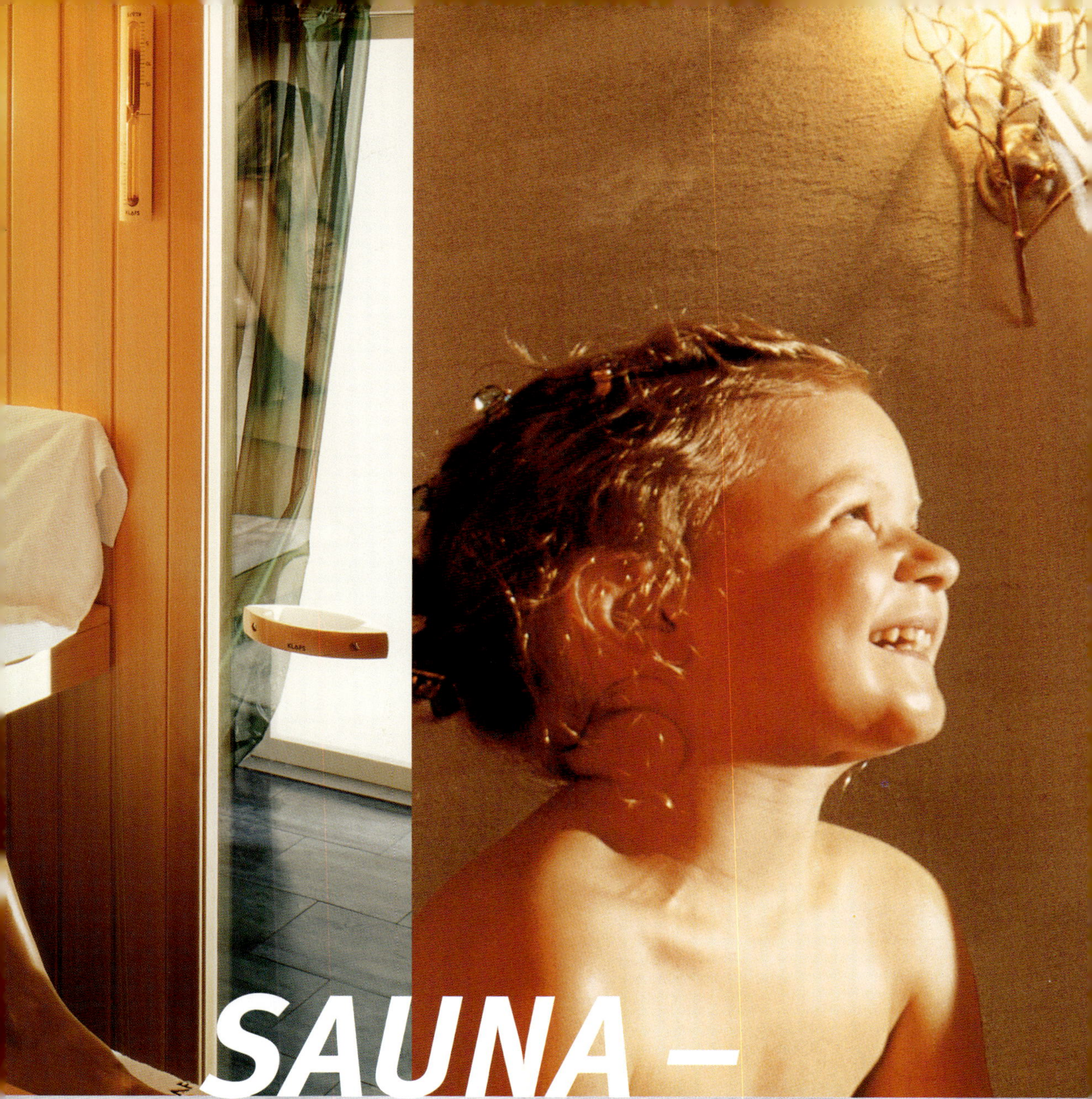

SAUNA – IN ALLEN LEBENSLAGEN?

Zehn Sonderfälle

Ein Saunabesuch soll Spaß machen, entspannen und angenehm sein. Wellness steht heute hoch im Kurs, und das gilt ganz besonders beim Saunabaden. Wer sich in der Schwitzkabine unwohl fühlt oder gar Beschwerden verspürt, sollte besser auf andere Maßnahmen zur Entspannung und Gesundheitsvorsorge ausweichen. Das eigene Wohlbefinden ist beim Saunabaden oberstes Gebot. Nur im Krankheitsfall, beispielsweise bei Bluthochdruck unbekannter Ursache, Diabetes mellitus oder Nierenleiden ist natürlich immer auch der Arzt zu befragen. Wer dennoch zweifelt, ob die Sauna für ihn geeignet ist, mag sich an dem alten finnischen Spruch orientieren: »Wer in die Sauna gehen kann, der kann in die Sauna gehen!«

Horizontal

Auch Krampfadern sind kein Grund, auf die Sauna zu verzichten. Es sollte allerdings – wie im Alltag auch – dafür gesorgt werden, dass sich das Blut nicht in den Venen staut. Am besten ist es also, Sie nehmen Ihr entspannendes und gesundheitsförderndes Bad im Liegen.

Bei Venenleiden in die Sauna?

Aus medizinischer Sicht ist bei Venenleiden wie z. B. Krampfadern nicht vom Saunabaden abzuraten, wie vielfach wegen der gefäßerweiternden Wirkung von Wärmebehandlungen vermutet wird. Im Gegenteil: Das Saunieren kann einer Verschlimmerung bis zu einem gewissen Grad sogar entgegenwirken, da ein kompletter Saunagang nicht nur Wärme-, sondern auch Kältereize umfasst. Die vorübergehende Venenerweiterung im Schwitzraum, so hat sich gezeigt, verschlechtert den Zustand der vorgeschädigten Gefäßteile nicht. Dafür stärken die Kaltwasseranwendungen nach dem Schwitzgang den Venentonus, die Spannkraft der Venen, kräftig. Kaltwasseranwendungen sind schon für sich allein von Nutzen, durch das vorherige Erwärmen der Blutbahnen jedoch noch effektiver, da die Anpassungsmechanismen der Gefäße intensiver trainiert werden.

Bei stärkeren Krampfadern sollte man im Schwitzraum jedoch auf Folgendes achten:

- Die Beine nicht länger von einer Sitzbank herabhängen lassen.
- Vor dem Hinausgehen am besten kurz die »Wadenpumpe« betätigen: Füße im Sitzen auf den Boden stellen, Fersen nach oben stemmen und Füße im Fußgelenk kreisen lassen.
- Im Fall einer akuten Venenentzündung oder nach einer Behandlung zur Krampfaderverödung sollte von einem Saunabesuch Abstand genommen werden.

Sauna für körperlich Aktive

Was Sportler beim Saunabaden beachten sollten

Wer nach körperlichen Anstrengungen oder sportlichen Aktivitäten in die Sauna geht, hilft Muskeln, Sehnen und Gewebe dabei, sich rascher zu regenerieren. Das kann man unmittelbar spüren. Nicht so ohne weiteres merkt man hingegen, dass das Schwitzvergnügen auch die Atemkapazität steigert, was vor allem für Ausdauersportler wie Langstreckenläufer, Radsportler oder Schwimmer von Nutzen ist. Messungen ergaben, dass das Lungenvolumen durch regelmäßiges Saunieren um bis zu 15 Prozent anwachsen kann. Verantwortlich für die Fähigkeit, mehr Sauerstoff pro Atemzug tanken zu können, ist die Tiefenentspannung der Atemmuskulatur und die Weitung der Bronchien, die durch die Saunawärme erzielt wird.

- Nach körperlichen Aktivitäten sollte man wenigstens eine halbe Stunde lang warten, bis sich Puls und Atmung beruhigt haben, ehe man sich in die Sauna begibt (Pulskontrolle: 70 bis 80 Schläge pro Minute).
- Im Anschluss an die Sauna sollte man ein bis zwei Stunden Ruhezeit verstreichen lassen, bevor man sich wieder fordert. Dies gilt auch für das Schwimmen.
- Unmittelbar vor einem kräftezehrenden Wettkampf ist das Saunabaden nicht zu empfehlen. Ein bis zwei Tage Abstand zwischen Sauna und Wettkampf dürften aber reichen, bis sich die Muskulatur wieder vollständig von Entspannung auf Anspannung umgestellt hat.
- Elektrolytverluste gleicht man am besten mit Mineralwasser, Fruchtsäften und Gemüsebrühen aus. Zu den besten Kaliumspendern gehören getrocknete Aprikosen, Rosinen, Datteln und Hülsenfrüchte.
- Bei Blutergüssen, starken Schwellungen oder Wunden ist vom Saunabaden unbedingt abzuraten. Die Mehrdurchblutung im Schwitzraum würde zu verstärkten Blutungen führen und die Heilung erschweren.

Sauna und Sport sind ein gutes Team – vorausgesetzt, man kombiniert sie richtig miteinander.

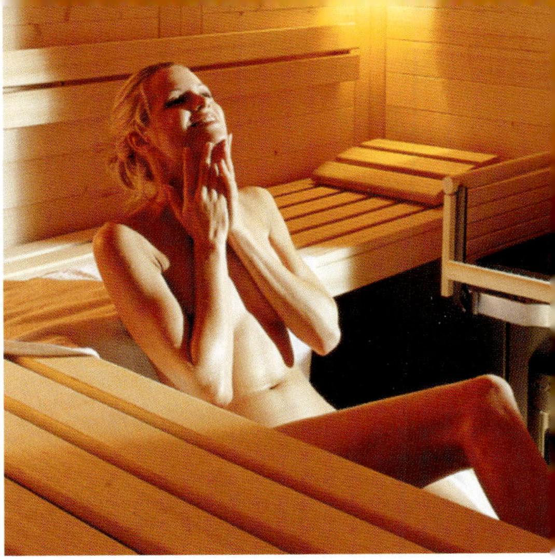

Bei Kreislaufproblemen sollten Sie darauf achten, dass sich der ganze Körper in einem Temperaturbereich befindet. Bevor Sie die Saunakabine verlassen, sollten Sie sich einen Augenblick hinsetzen.

Sauna bei Kreislaufproblemen

Es kann gar nicht oft genug gesagt werden: Die Sauna ist kein Härtetest. Verzichten Sie lieber auf die eine oder andere Anwendung, bevor Sie Kreislaufprobleme provozieren.

Wer über einen labilen Kreislauf verfügt, sollte natürlich ärztlichen Rat einholen, ob schweißtreibende Aktivitäten für ihn überhaupt infrage kommen. Dies gilt insbesondere dann, wenn Medikamente wie z. B. Betablocker eingenommen werden.

Bei organischen Herzrhythmusstörungen oder einer instabilen Angina pectoris ist die Sauna tabu. Einige Zeit nach einem Herzinfarkt hingegen ist gegen das Saunieren in der Regel nichts einzuwenden. Früher galt für alle, die schon einmal einen Herzinfarkt erlitten hatten, ein striktes Saunaverbot. Aufgrund vieler Untersuchungen und Erfahrungen hat sich die Auffassung der Kardiologen hierzu jedoch gewandelt, wie man am regelmäßigen Gebrauch der Sauna in den entsprechenden Rehabilitationszentren sieht.

Grundsätzlich empfiehlt es sich für alle Menschen mit labilem Kreislauf oder Blutdruckproblemen, einige Regeln einzuhalten:

- Nie mit vollem Magen in die Sauna gehen. Nach einer üppigen Mahlzeit besteht im Verdauungstrakt ein erhöhter Blutbedarf, der die Mehrdurchblutung der Haut zur Wärmeabwehr und Schweißbildung erschwert.
- Bei labilem Kreislauf sollten Belastungsspitzen wie sie durch Aufgüsse oder das finnische Quästen entstehen können, vermieden werden. Auch Bewegungsübungen, Bürstenmassagen im Schwitzraum und hitzige Diskussionen meiden, da sie den Kreislauf zusätzlich auf Hochtouren bringen.
- Menschen mit zu niedrigem Blutdruck sollten sich nach dem Liegen behutsam aufrichten und erst einmal eine Weile sitzen, bevor sie den Schwitzraum verlassen. Die anschließenden Kaltwasseranwendungen sind für sie besonders wichtig.
- Bluthochdruckpatienten sollten in der Abkühlphase auf das Tauchbad verzichten und nur Güsse mit dem Kneippschlauch durchführen, die langsam über Beine und Arme zum Rumpf geleitet werden. Die Kaltwasseranwendungen verengen die Gefäße schlagartig und lassen den Blutdruck

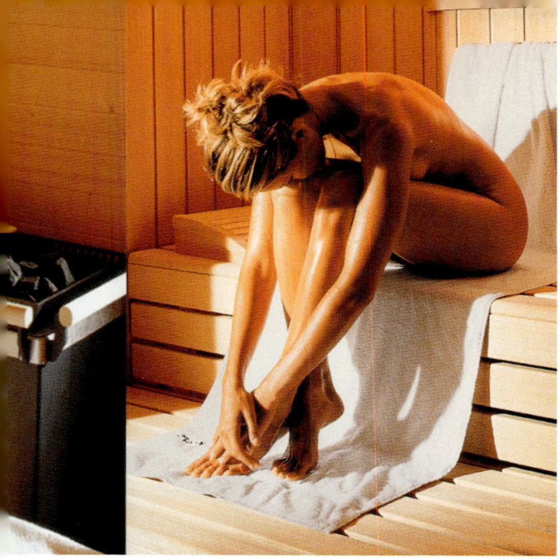

kurzfristig hochschnellen. Wärmereize sind in diesem Fall von größerer Bedeutung als Kältereize.

Hilfe bei Neurodermitis

Die weit verbreitete Hautkrankheit Neurodermitis tritt meist in Form eines so genannten endogenen Ekzems auf: kleine rote Knötchen, sich verkrustende oder schuppende Hautflächen und ein mehr oder weniger starker Juckreiz. Auch wenn keine ernsteren Ausmaße vorliegen, handelt es sich dabei doch um äußerst lästige Verunzierungen beispielsweise an Nacken, Ellbogen oder Kniekehlen. Die Ursache dafür ist eine anlagebedingte Immunschwäche, die vielen Betroffenen auch eine Neigung zu Heuschnupfen oder Asthma bronchiale beschert.

Bei einer neurodermitischen Haut kann regelmäßiges Saunabaden auf verschiedene Weise helfend eingreifen. Zum einen stimuliert es die Immunkräfte und macht stabiler gegenüber Hautreizungen. Zum anderen trägt es zur Entspannung bei, was insofern von Bedeutung ist, als Ekzeme in Stresssituationen besonders heftig auftreten können. Schließlich sind die direkten Einwirkungen des Saunabadens auf die Haut ausschlaggebend. Bei Neurodermitis, so zeigten wissenschaftliche Untersuchungen, ist die Hautdurchblutung infolge verkrampfter Gefäße gestört, die Hauttemperatur zu niedrig, die Durchfeuchtung der Haut zu gering, und das Schwitzen fällt den Betroffenen schwerer als Gesunden.

Dabei stellt Saunabaden das Mittel der Wahl dar. Es stellt die Hautgefäße weit, stärkt die Durchblutung, lässt die Hauttemperaturen ansteigen, verschafft der Haut einen Feuchtigkeitsschub und trainiert ganz allgemein das Schwitzen. Zusammengenommen lindern diese Faktoren Neurodermitisbeschwerden wirkungsvoll und helfen der Hautgesundheit kräftig auf die Sprünge. Von ärztlicher Seite wird bei Neurodermitis und Sauna jedoch eine Einschränkung vorgenommen: Befinden sich die ekzematischen Erscheinungen gerade im Stadium eines akuten, entzündlichen Schubs, sollte auf die Sauna verzichtet werden. Die Entzündung könnte sich dann verschlimmern.

Hautprobleme

Als hilfreich hat sich die Sauna auch bei Akne, allergischen Ekzemen, Nesselsucht und Schuppenflechte erwiesen. Das Schwitzen erweitert die Poren und lässt Talg besser abfließen.

Generell sollten unter Neurodermitis Leidende beachten, dass die ohnehin schon trockene Haut beim Saunabaden noch mehr austrocknen könnte. Deswegen sollte sie unmittelbar nach den letzten Wasseranwendungen mit einer fetthaltigen Pflegecreme behandelt werden.

Leider kommt es auch immer wieder vor, dass man sich als an Neurodermitis Erkrankter den neugierigen Blicken der Mitbadenden ausgesetzt fühlt. Begrenzte Hautprobleme lassen sich in der öffentlichen Sauna jedoch ohne weiteres mit einem Handtuch kaschieren, ohne dass der Nutzen des Saunabadens dadurch beeinträchtigt werden könnte.

Geburtsstätte

In Finnland wurde die Sauna nicht nur von Schwangeren, sondern sogar als Entbindungsstätte genutzt. Die hohen Temperaturen im Schwitzraum wurden von den werdenden Müttern als angenehm empfunden; zudem haben auch Krankheitserreger hier kaum eine Chance.

Sauna und Schwangerschaft

Wissenschaftliche Studien aus Finnland, Deutschland und den USA erbrachten zweifelsfrei, dass schwangere Frauen nicht nur in die Sauna gehen dürfen, sie sollten es sogar. Sie können in vielerlei Hinsicht von dem speziellen Badevergnügen profitieren.

Die Steigerung der Blutumlaufgeschwindigkeit in der Saunawärme reduziert das Thromboserisiko, das während der Schwangerschaft stets erhöht ist. Das intensive Gefäßtraining verringert auch die Gefahr, durch die Schwangerschaft Krampfadern zu bekommen.

Die verstärkt auftretenden Wasseransammlungen (Ödeme) im Gewebe werden durch regelmäßige Saunagänge ebenfalls spürbar verringert. Und die durch das Schwitzen erzielte Entgiftung und Entschlackung des Organismus ist nicht nur für die werdende Mutter, sondern auch für das ungeborene Kind von Nutzen, dessen Stoffwechsel ja noch nicht selbstständig funktioniert. Von besonderer Bedeutung ist die muskuläre Entspannung durch das Saunieren, die beim Weiten der Geburtswege hilft, was die Dauer der Niederkunft messbar verkürzt und die Wehen erleichtert. Nicht zuletzt werden durch regelmäßiges Saunabaden Herz und Kreislauf stabilisiert und das Immunsystem aktiviert.

In Finnland ist es seit jeher Brauch, dass werdende Mütter in die Sauna gehen – früher sogar zum Entbinden. Laut einer Umfrage aus Helsinki aus dem Jahr 1978 gehen über 90 Prozent der in Helsinki ansässigen Frauen während der Schwangerschaft regelmäßig zum Saunabaden, fast zwei Drittel davon sogar noch einige Tage vor der Niederkunft.

Während der Schwangerschaft gelten für das Saunieren allgemein folgende Ratschläge:

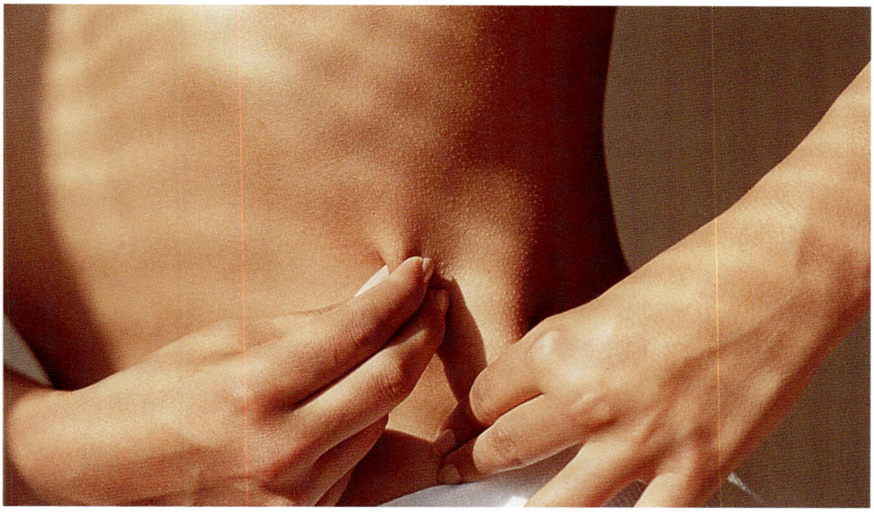

Die Sauna allein macht sicher nicht schlank. Sie eignet sich jedoch bestens zur Unterstützung eines Entschlackungs- oder Fastentags.

- Werdende Mütter sollten auf ihren Kreislauf achten, nicht zu lange saunieren und sich langsam aufrichten, bevor der Schwitzraum verlassen wird.
- Schwangere, die nicht an das Saunabaden gewöhnt sind, sollten erst nach dem dritten Monat damit anfangen.
- In den letzten ein, zwei Monaten der Schwangerschaft sollte in der Abkühlphase auf das Tauchbad generell verzichtet werden.
- Bei Blutarmut (Anämie) wird vom Saunabaden abgeraten. Auch eine zu erwartende Mehrlingsgeburt kann ein Hinderungsgrund sein.

Macht Saunabaden schlank?

Gewichtheber gehören zu den wenigen Sportlern, die vor und nicht nach einem Wettstreit in die Sauna gehen. Sie korrigieren damit ihr Kampfgewicht nach unten. Der Flüssigkeitsverlust durch das Schwitzen beschert immerhin eine Abnahme von bis zu 0,5 Kilogramm pro Saunagang. Was auf der Waage eines Kampfrichters zählt, ist für Übergewichtige jedoch weniger von Bedeutung. Der Eichstrich zeigt nur an, was man an Wasser verloren hat. Körpermasse wurde nahezu keine abgebaut. Trinkt man nach der Sauna etwas, ist das Ausgangsgewicht sofort wieder erreicht.

Trotzdem ist das Saunabaden auch für Übergewichtige von Nutzen. Es regt die Produktion des Hormons Somatotropin an, das Steuerungsfunktionen bei der Fettspaltung hat und den Fettzellen hilft, ihre Speicher zu leeren. Dies kann neben der allgemeinen

Liegen keine gesundheitlichen Einschränkungen vor, kann auch im fortgeschrittenen Alter noch mit dem Saunabaden begonnen werden.

vegetativen Umstimmung, die durch das Saunabaden erzielt wird, das Abnehmen durchaus unterstützen. Von dem Versuch, sich durch extremes Saunieren regelrecht schlank zu schwitzen, ist jedoch abzuraten. Dieses »Abkochen von Pfunden« könnte sogar gefährlich werden.

Stark Übergewichtige sollten eine Blutdruckkontrolle vor dem Saunabad durchführen lassen. Es bietet sich dann unter Umständen ein Aufenthalt im Sanarium® an.

Saunieren im Seniorenalter

Für alle Senioren stellt das Saunabaden ein hervorragendes Mittel dar, sich fit zu halten und der Gesundheit auf die Sprünge zu helfen. Vorbehaltlich ärztlicher Entscheidungen gibt es für das Saunabaden vom Alter her keine Obergrenze. Sogar über 80-Jährige können sich noch mit Gewinn an dem Schwitzvergnügen beteiligen. Gerade die typischen Altersbeschwerden sprechen gut auf regelmäßige Saunagänge an: eine erhöhte Infektanfälligkeit, periphere Durchblutungsstörungen, rheumatische Beschwerden, Schlafstörungen, austrocknendes Gewebe oder depressive Verstimmungen.

Für viele Senioren bringt das Saunabaden auch eine willkommene Abwechslung in der Freizeitgestaltung mit sich, die zu sozialen Kontakten verhilft und das Lebensgefühl deutlich verbessern kann.

▸ Nach dem Gang in die Sauna die Haut zuerst mit einem Feuchtigkeitspräparat, beispielsweise einem Aloe-

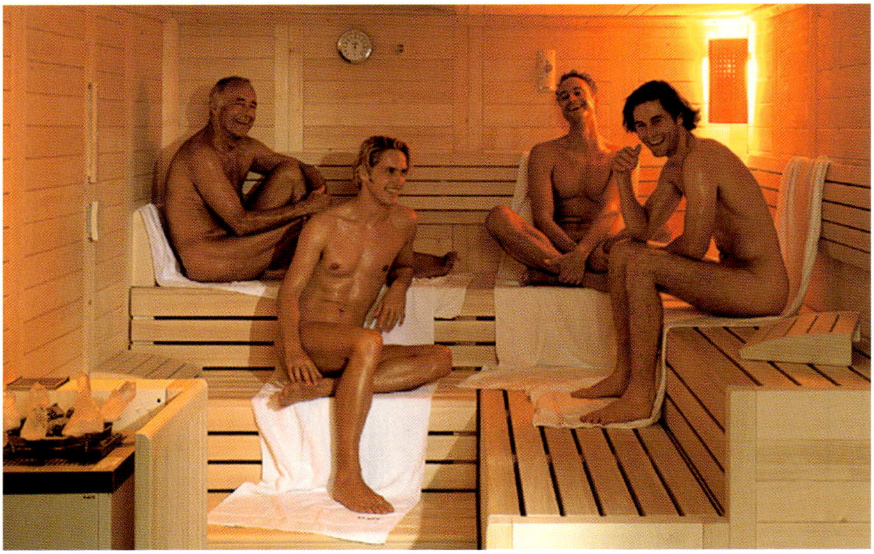

Auch gegen das Saunabaden in höherem Alter ist absolut nichts einzuwenden. Lediglich als älterer Einsteiger sollten Sie etwas vorsichtiger sein.

Saunaverbote

In diesen Fällen sollten Sie nicht saunabaden

- Akute Entzündungen von Organen, Blutgefäßen, Gelenken oder Hautpartien
- Funktionsstörungen von Schilddrüse, Leber oder Nieren
- Nicht therapierbarer Bluthochdruck
- Fiebrige Erkrankungen
- Krebserkrankungen
- Instabile Herzerkrankungen wie organische Herzrhythmusstörungen oder Angina pectoris
- Epilepsie und Neigung zu Krampfanfällen
- Tuberkulose
- Wunden
- Nach Operationen
- Wärmeallergie

vera-Gel, und dann mit einer fetthaltigen Nährcreme verwöhnen, um ein Austrocknen zu verhindern.

- Wer in höheren Lebensjahren mit dem Saunieren beginnt, sollte erst nach einiger Gewöhnung an die Kaltwasseranwendungen auch das Tauchbad versuchen.

Saunabaden und »Rheuma«

Rheuma ist die volkstümliche Bezeichnung für schmerzhafte Beschwerden am Bewegungsapparat wie z. B. Muskelverspannungen, Gliedersteifheit oder Rückenschmerzen. Seit jeher wird versucht, mit Wärme- oder Kältereizen dagegen vorzugehen, was in vielen Fällen auch gelingt, wenn man nur an die segensreiche Wirkung von Wärmebädern oder Wärmepflastern bei gewöhnlichen Rückenschmerzen denkt. In gleicher Weise ist die Sauna ein bewährtes Mittel bei solchen Beschwerden. Sie löst muskuläre Verspannungen, erleichtert den Abtransport von Schlackenstoffen, verbessert die Blutversorgung des Gewebes und verhilft nicht zuletzt zu psychischer Entspannung, was ebenfalls zur Linderung beiträgt. Auf der Ärztekonferenz des IV. Internationalen Saunakongresses wurde deshalb entschieden, dass das Saunabaden bei »nicht aktivem, chronischem Rheumatismus« ausdrücklich zu empfehlen sei. In anderen Stadien rheumatischer Erkrankungen ist dies jedoch meistens zu verneinen.

Mediziner unterscheiden bei den Erkrankungen des rheumatischen Formenkreises zwischen entzündlichem Rheumatismus (Gelenkentzündungen, Arthritis), degenerativem Rheu-

Bei Rheumatikern liegt oft auch eine Verschlackung des Verdauungsapparats vor. In diesem Fall ist neben der Sauna auch eine Fastenkur ratsam.

matismus (Gelenkabnutzungen, Arthrosen) und Weichteilrheumatismus (Muskel- und Sehnenerkrankungen). Auch die Gicht zählt zu den rheumatischen Erkrankungen.

Bei allen auf Entzündungen beruhenden Erkrankungen des rheumatischen Formenkreises (Arthritis, Polyarthritis) ist auf das Saunabaden zu verzichten. Es darf höchstens nach Rücksprache mit dem behandelnden Arzt durchgeführt werden, wenn die Beschwerden längere Zeit »nicht aktiv« waren. In einem solchen Fall kann sich die Schwitzkur dann allerdings positiv auf den weiteren Verlauf auswirken. Bei den auf einer Abnutzung der Gelenke basierenden Beschwerden muss nur im akuten Stadium vom Saunabaden Abstand genommen werden, ansonsten erweist es sich definitiv als hilfreich. Für Gichtpatienten gilt, dass sie in nicht aktiven Phasen ihres Leidens ohne weiteres saunieren können. Eine Verbesserung der Gichtbeschwerden ist jedoch nicht zu erwarten, wie vielfach wegen der verstärkten Harnsäureausscheidung über den Schweiß vermutet wird.

Idealer »Pausenfüller«: die Massage zwischen den Saunagängen!

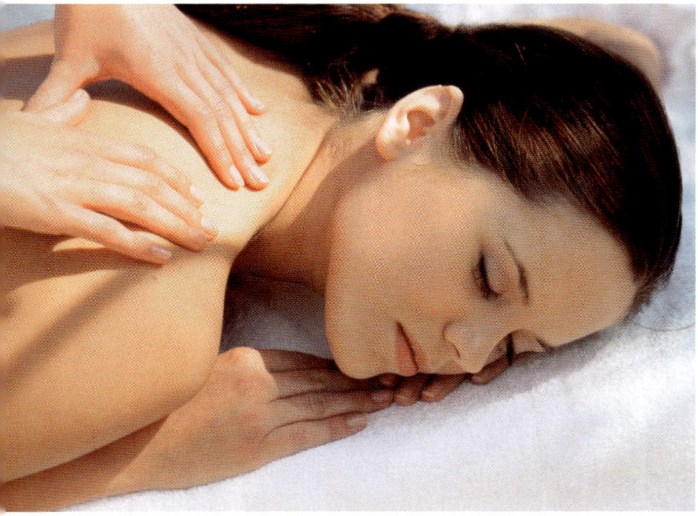

Uneingeschränkt zu empfehlen ist die Sauna bei Weichteilrheumatismus, der am weitesten verbreiteten Form von Rheuma. Fast jeder hat sich schon einmal in der Nacht »verlegt«, einen Muskel verkühlt oder im Bereich von Muskeln und Sehnen überanstrengt. Hier wirkt das Saunabaden rasch krampflösend und schmerzlindernd. Das macht auch wieder fit für gymnastische Übungen, mit denen man solche Beschwerden erfahrungsgemäß gut bekämpfen kann.

Gönnt man sich zwischen den Saunagängen eine Massage, können auch festsitzende muskuläre Verhärtungen aufgeweicht werden.

Darf der Hund mit in die Schwitzkabine?

Wenn es nicht schon vorgekommen wäre, würde man eigentlich gar nicht darauf hinweisen müssen. Dennoch: Hunde oder auch Katzen dürfen keinesfalls in die private Schwitzkabine mitgenommen werden – und in öffentlichen Anlagen ist es ohnehin verboten. Aufgrund ihres Fells verfügen die

Tiere im Gegensatz zu den Menschen nicht über die Möglichkeit, ihre Körpertemperatur durch Schwitzen zu regulieren. Nur an den Sohlen und einigen anderen Stellen weisen sie eine nennenswerte Zahl von kühlenden Schweißdrüsen auf. Ein Hund versucht beispielsweise durch Hecheln, Hitzereizen zu begegnen, was in der Saunakabine nicht gelingen kann. Das Tier wäre, ohne eine Möglichkeit sich Kühlung zu verschaffen, unerträglicher Hitze ausgesetzt. Also: Haustiere haben in der Sauna definitiv nichts verloren!

Mit Kindern saunabaden

Kinder können vom Saunabaden genauso profitieren wie Erwachsene. Selbst für Babys, die noch nicht einmal ein Jahr alt sind, ist finnischen Untersuchungen zufolge das Schwitzbad durchaus geeignet. Um zum Familientag in einer öffentlichen Sauna mitzugehen, sollten die Kleinen allerdings wenigstens drei Jahre alt sein – aus hygienischen Gründen und um zugänglich zu sein für Unterweisungen zum richtigen Badeablauf.

Besonders die Stärkung des Immunsystems, die durch regelmäßiges Saunabaden erzielt wird, ist für Kinder von Nutzen. Gesteigerte Abwehrkräfte bewahren nicht nur vor Erkältungen und Atemwegsinfektionen, sondern auch vor allergischen Erkrankungen wie Neurodermitis, Heuschupfen oder Asthma bronchiale, denen Kinder heutzutage vermehrt ausgesetzt sind. Auch vor vegetativen Störungen, die zu Schlaflosigkeit, Nervosität oder Konzentrationsschwächen führen, kann das Saunabaden schützen. Babys schlafen nach der Sauna beispielsweise stundenlang tief und ruhig ohne Unterbrechung.

Wer mit seinen Kindern in die Sauna geht, sollte bedenken, dass sie noch über eine relativ geringe Körpermasse verfügen, die sowohl rasch aufgeheizt als auch ausgekühlt ist. Außerdem haben sie in der Regel nur einen geringen Dämmschutz durch das dünne Unterhautfettgewebe.

Generell sollte beim Saunabaden mit Kindern auf Folgendes geachtet werden:

In der Pubertät empfinden es die Kinder häufig als unangenehm, in einer öffentlichen Sauna zu baden. Respektieren Sie die Schamgefühle Ihres Kindes, und zwingen Sie es zu nichts.

- Kinder sollten normalerweise nicht so lange im Schwitzraum sein wie Erwachsene, Babys höchstens bis zu sieben Minuten.
- Auch die Abkühlphase sollte bei Kindern nicht zu lange dauern. Ihnen bereiten die »Wasserspiele« oftmals richtig Spaß, und eine Unterkühlung wäre dann nicht ausgeschlossen.
- Kleinkinder duscht man in der Abkühlphase besser nicht eiskalt, sondern nur lauwarm ab und verzichtet auf Güsse und das Tauchbad. Jeder Ehrgeiz wäre hier fehl am Platz.

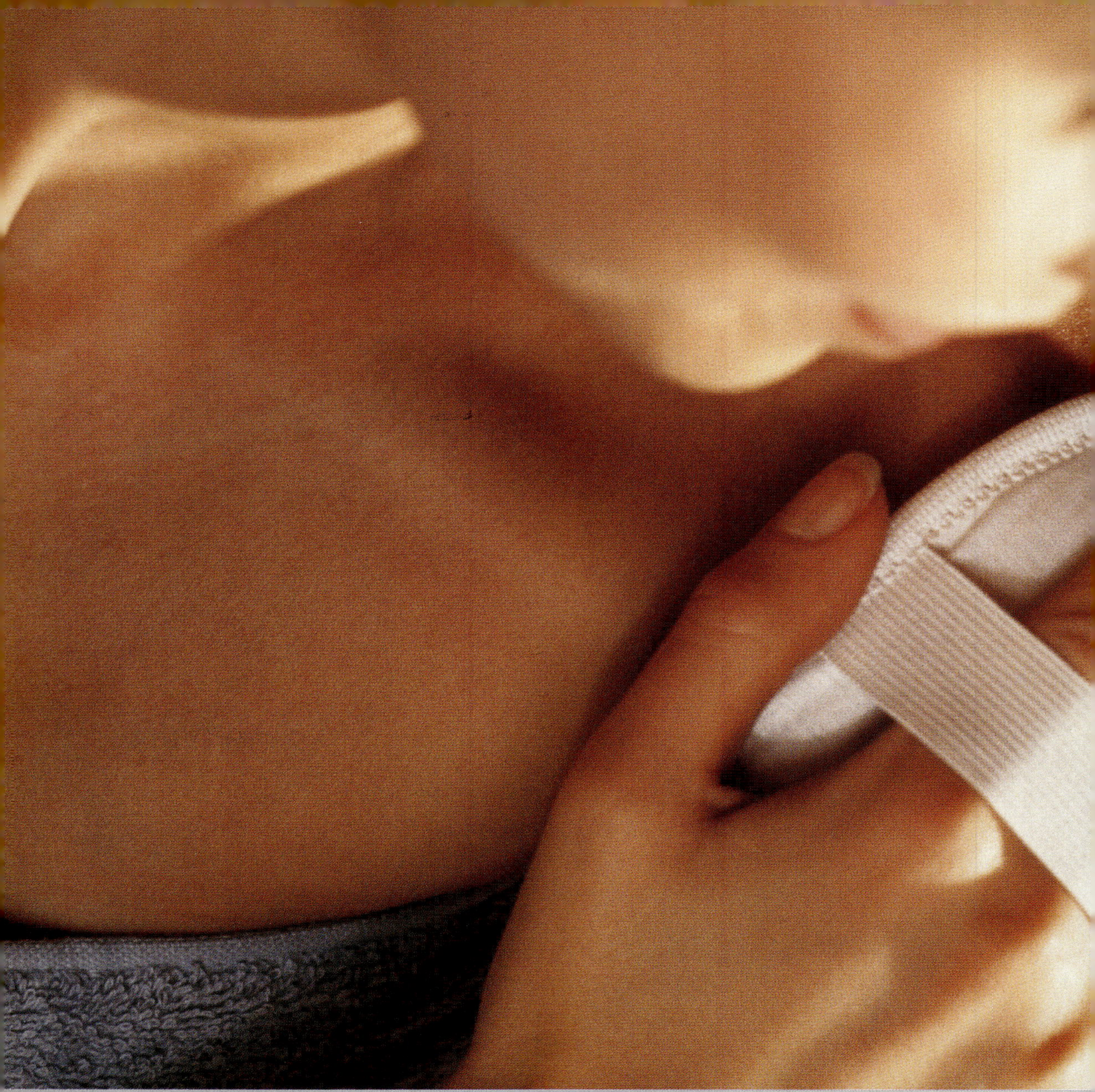

Ein Besuch in der Sauna entspannt die Seele. Das sieht man Saunabadenden an. Nicht zuletzt profitiert das größte Organ des Menschen – die Haut – von dem gesunden Schwitzen.

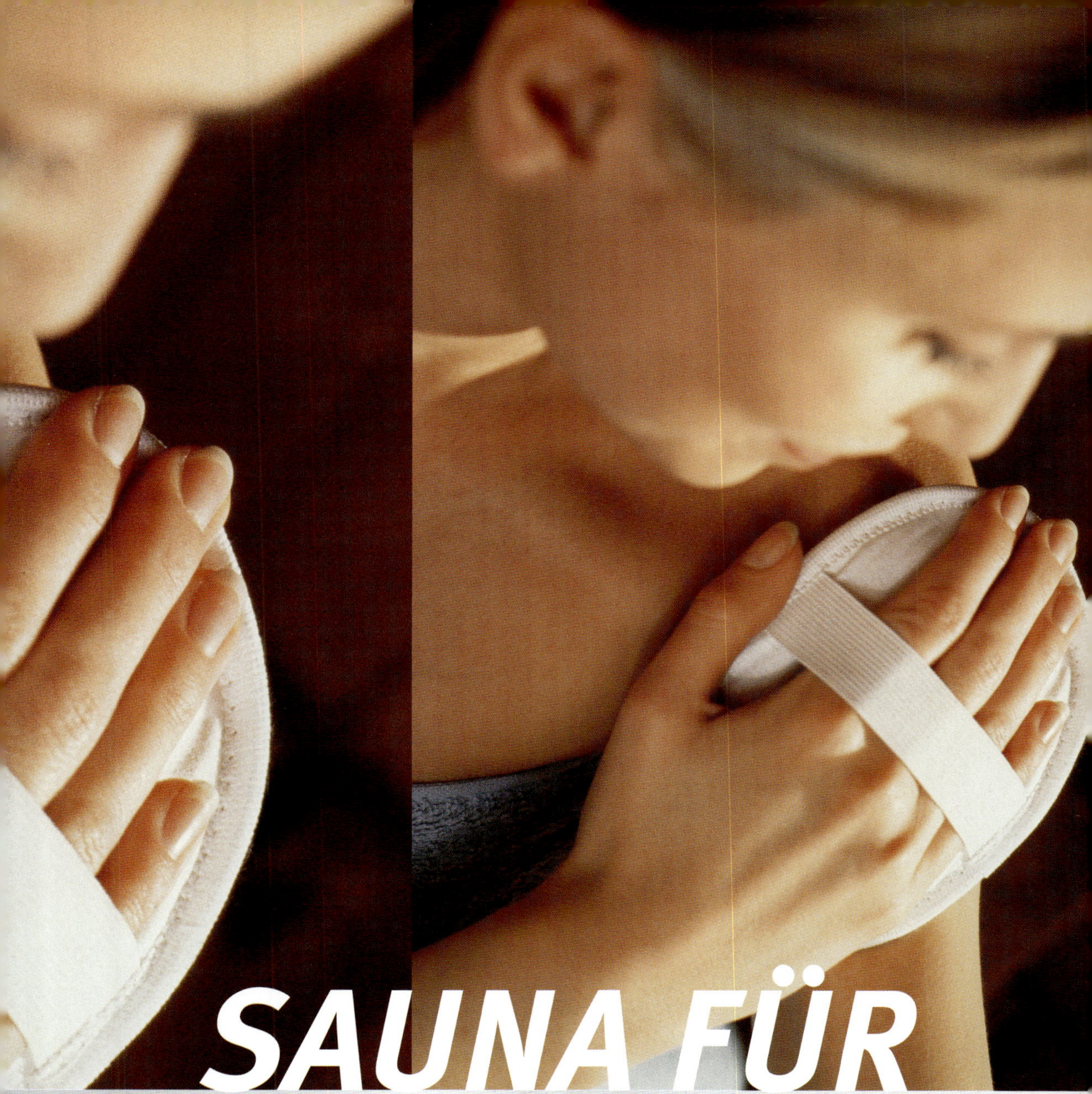

SAUNA FÜR DIE SCHÖNHEIT

Hautpflege pur

Das Saunabad mit einem Besuch im Solarium zu beginnen oder abzuschließen ist zwar oft sehr wohltuend. Bedenken Sie jedoch, dass zu viel UV-Strahlung den Alterungsprozess der Haut beschleunigt.

»Nie ist eine Frau schöner als nach der Sauna!«, weiß man in Finnland. Und auch bei uns ist das erholsame Heißluftbad längst kein Geheimtipp mehr, wenn es um Schönheitspflege und ein strahlendes Äußeres geht. Ein Drittel aller Saunagängerinnen, die sich regelmäßig der Schwitzkur unterziehen, tun dies Umfragen zufolge ihrem Aussehen zuliebe. Das Saunabaden hat in den Bereichen Tiefenreinigung und Revitalisierung der Haut mindestens den Stellenwert einer kosmetischen Behandlung, leistet wegen seiner allgemein gesundheitsfördernden Wirkung aber noch wesentlich mehr.

Es bestätigt in augenfälliger Weise die altbekannte Weisheit, dass wahre Schönheit von innen kommt. Wenn man nach der Sauna wohlig entspannt ist, frisches Blut die Adern durchpulst, Glückshormone ausgeschüttet werden, Schlacken ausgeleitet und die Nerven gekräftigt sind, spiegelt sich das sichtbar im Erscheinungsbild wieder. Die Haut wirkt straffer, die Gesichtszüge sind weicher und von weniger Sorgenfalten durchsetzt. Man hat an Ausstrahlung gewonnen und kann sich eines frischen rosigen Teints erfreuen. Für unser Aussehen erweist sich die Sauna demnach als ein echter Jungbrunnen.

Preiswert und wirksam

In den Anti-Aging-Abteilungen der großen Kosmetikhersteller wird seit Jahren fieberhaft nach Formeln geforscht, die die Zellalterung verzögern und die Regeneration der Haut vorantreiben sollen. Was hierzu an Präparaten entwickelt wurde, ist durchaus beachtlich, hat aber seinen Preis.

Dagegen nehmen sich die Kosten für einen Saunabesuch pro Woche eher bescheiden aus. Und das Beste daran: Der Nutzen ist garantiert. Denn nichts profitiert vom Saunabaden mehr als die Haut. Sie beherbergt die wichtigsten Instrumente unseres Organismus, um den wechselnden Temperaturreizen in der Sauna zu begegnen: Wärme- und Kälterezeptoren, reaktive Blutgefäße, Schweißdrüsen, sich weitende Poren und anderes mehr. Alle Hautfunktionen werden während eines Saunagangs trainiert und zu Höchstleistungen angeregt, was die Regenerationsfähigkeit der Haut kräftigt und uns zu einem gesünderen Aussehen verhilft.

Die Hautalterung verzögern

In der Saunahitze wird die Haut um ein Vielfaches stärker durchblutet als sonst, was den Hautstoffwechsel, so

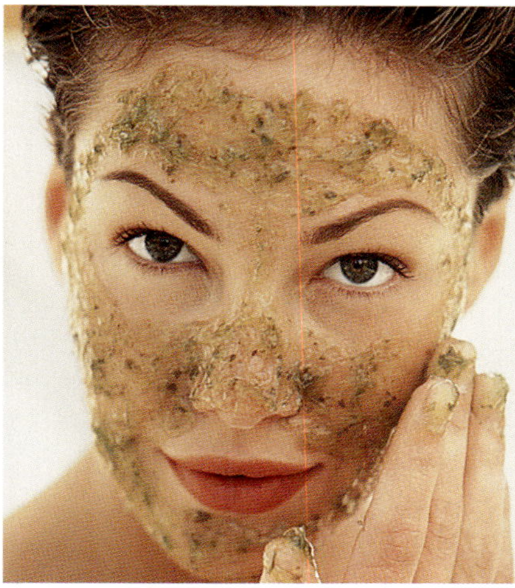
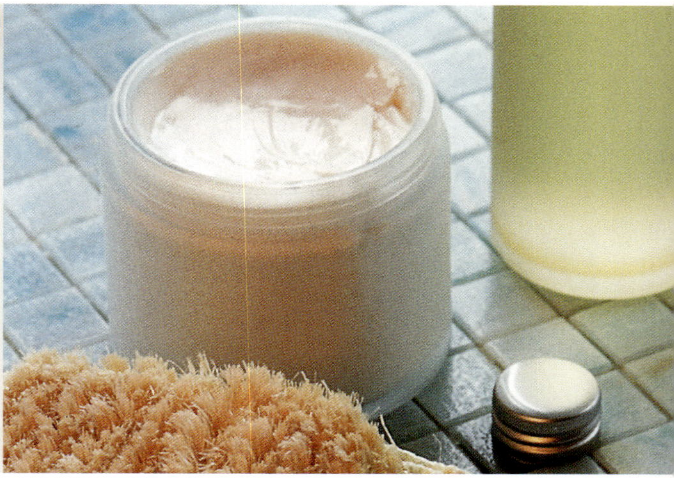

Um Ihr Schönheits- und Wellnessprogramm in der Sauna abzurunden, empfehlen sich ein Gesichts- oder Ganzkörperpeeling, eine Massage mit dem Luffahandschuh sowie verschiedene feuchtigkeitsspendende Cremes und Lotionen.

rechnen Wissenschaftler, um das Zwei- bis Dreifache steigert. Das verbessert die Versorgung der Haut mit Nährstoffen und erleichtert den Abtransport von Schlacken und Abfallsubstanzen des Zellstoffwechsels. Davon profitieren u.a. die kollagenbildenden Zellen in der Haut, die Fibroblasten, die für eine straffe Hautoberfläche verantwortlich sind. Kollagene Fasern können infolge eines schlechten Schlackenabtransports verhärten und verkrusten, was ihr geschmeidiges Übereinandergleiten verhindert und zu Faltenbildung führt. Von Bedeutung ist auch, dass während der Abkühlphase im Blut Interferon gebildet wird, das als wirksamer Radikalefänger aktiv ist. Freie Radikale sind Schadstoffmoleküle, die ebenfalls unerwünschte Verhärtungen (»cross links«) im kollagenen Faserwerk entstehen lassen und damit der Faltenbildung Vorschub leisten.

Besonders intensiv wirkt sich die Saunawärme auf die Neubildung von Hautzellen aus. Die starke Schweißabsonderung lässt die oberste Hornschicht der Haut aufquellen und hilft abgestorbenen Zellen, sich abzuschuppen. Das aktiviert die Zellneubildung in der darunter liegenden Keimschicht der Haut, in der ständig neues Zellmaterial nachwachsen muss, um aus der Hornschicht abgelöste Zellen zu ersetzen.

Die allgemeine Stärkung des Immunsystems beim Saunabaden trägt ebenfalls dazu bei, eine frische und jugendliche Haut zu bewahren. Ein intaktes Immunsystem schützt nicht nur vor allergisch bedingten Hautproblemen, sondern auch vor Mikroentzündungen auf zellulärer Ebene, die oftmals der Ausgangspunkt von Hautalterungsprozessen sind.

Nicht zuletzt entspannt ein Besuch in der Sauna auch die Gesichtszüge. Es wird gemeinhin unterschätzt, wie stark unsere alltägliche Mimik an der Bildung von Gesichtsfalten beteiligt ist. Wer stressbedingt ständig den Mund zusammenkneift oder die Stirn runzelt, wird über kurz oder lang Falten an diesen Stellen bekommen. Da kann das Wohlfühlerlebnis in der Sauna wahre Wunder wirken.

Bei trockener Haut

Da in der Saunahitze die Tätigkeit der Talgdrüsen nicht angeregt und gleichzeitig Talg mit dem Schweiß ausgeschwemmt wird, sollte nach dem Saunagang eine fetthaltige Pflegecreme aufgetragen werden, am besten ummittelbar nach dem letzten Saunagang.

Sauna geht unter die Haut

Schwitzen durchfeuchtet und reinigt die Haut besonders effektiv. Es befreit nicht nur von abgestorbenen Hautzellen, sondern auch von Bakterien und Schmutzteilchen, die sich in den Poren festgesetzt haben. Da der Schweiß aus dem Inneren der Haut kommt, reicht seine Reinigungswirkung bis in eine Tiefe, die mit Waschen allein normalerweise nicht erzielt wird. Mit dem Schweiß wird auch Talg, der sich durch die hohen Temperaturen in der Sauna verflüssigt hat, abgeschwemmt. Ein Effekt, der bei Akne hilfreich sein kann, da hier der Abtransport von überschüssigem Talg durch verhärtete, nicht abgelöste Hornzellen blockiert ist.

Grundsätzliches zur Haut

Die drei Hauttypen

Jeder Mensch hat eine individuelle Hautbeschaffenheit. Dennoch lassen sich drei vorherrschende Hauttypen unterscheiden.

- Die fettige Haut mit einer hohen Talg- und Schweißproduktion und einer guten Durchfeuchtung glänzt und neigt zu Unreinheiten.
- Die trockene Haut mit niedriger Talg- und Schweißproduktion und geringem Durchfeuchtungsvermögen ist anfällig für Faltenbildung. Sie ist der vorherrschende Hauttyp in fortgeschrittenem Alter.
- Die Mischhaut mit sowohl fettigen als auch trockenen Partien stellt den Hauttyp der meisten Menschen dar.

Das Schwitzen stellt jedoch nur dann eine effektive Hautreinigung dar, wenn der Schweiß nach dem Schwitzbad auch gründlich abgewaschen wird. Unterbliebe das, riskierte man eben wegen den Absonderungen im Schweiß, dass die Hautporen neuerlich verklebten.

Für jeden Hauttyp geeignet

Die Sauna ist für alle Hauttypen gleichermaßen geeignet und von Nutzen. Bei Menschen mit fettiger Haut steht der Reinigungsaspekt im Vordergrund, bei solchen mit trockener Haut die Durchfeuchtung und eine Verminderung von Juckreiz.

Warum das Saunabaden auch bei trockener Haut hilft, wo die Schweißabgabe doch viel Flüssigkeit fordert, hat folgenden Grund: Durch die intensivierte Durchblutung gelangt zusätzliche Flüssigkeit in die Haut und wird in den Zellen und zwischen den Zellschichten eingelagert. Die Wasserabgabe durch den Schweiß spielt in diesem Zusammenhang keine Rolle. Er trägt sogar auch ein wenig zu einer besseren Versorgung der Haut mit Flüssigkeit bei, indem er die oberste Hornschicht der Haut vorübergehend aufschwemmt. Eine von innen besser durchfeuchtete Haut sieht immer jugendlicher aus.

Bei besonders empfindlicher Gesichtshaut empfiehlt es sich, vor dem Gang in die Saunakabine das Gesicht ein wenig anzufeuchten. Das mildert den starken Temperaturreiz zu Beginn der Schwitzphase.

Schönheitspflege in der Sauna

Praktische Anwendungen und Hinweise

Schon für sich genommen wirkt die Sauna wie ein echtes Schönheitselixier. Sie bietet darüber hinaus aber ideale Voraussetzungen für zusätzliche Maßnahmen zur Körper- und Schönheitspflege, die von vielen Saunagängerinnen mit sichtbarem Erfolg praktiziert werden. Fachbetriebe bieten eine ganze Reihe von kosmetischen Produkten speziell für die Sauna an, die vor, während oder nach dem Gang in die heiße Kabine zum Einsatz kommen. Auch herkömmliche Präparate oder Selbstgemixtes können den Saunabesuch zu einem wahren Beauty-Event machen.

Vor der Sauna

Ein Peeling aus Salz und Öl regt den Hautstoffwechsel an und strafft das Bindegewebe. Abgestorbene Hautschüppchen werden weggerubbelt und verstopfte Poren öffnen sich.

Meersalz-Öl-Peeling

3–4 EL Meersalz • Hautfunktionsöl

In einem Schälchen Meersalz und Hautfunktionsöl zu einer dickflüssi-

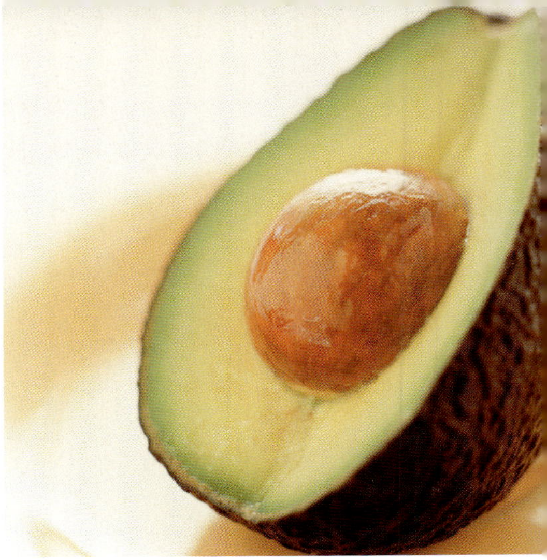

BILD LINKS: *Die Avocado enthält besonders viel Vitamin E, das sich als Radikalefänger bewährt hat.*

BILD RECHTS: *Vergessen Sie bei der Schönheitspflege die oft vernachlässigten Haare nicht!*

gen Paste verrühren und vor der Reinigungsdusche von Kopf bis Fuß in die Haut einmassieren. 2 bis 3 Minuten einwirken lassen und mit warmem Wasser abduschen. Die Haut wird samtweich, zart und rosig und kann nach der Anwendung des Peelings intensiver schwitzen.

In der Sauna

Zeit für eine Haarpackung

Durch die Wärme im Schwitzraum ziehen die Pflegesubstanzen einer Haarkur viel tiefer ein, und ihre Wirkung ist sehr viel intensiver.

Kopfmassage

Wenn Sie sich bei Ihrem Saunabesuch noch ganz besonders verwöhnen wollen, gönnen Sie sich eine Kopfmassage. Damit können Sie nicht nur Haarpackungen ideal einarbeiten; auch die Durchblutung wird angeregt und der Entspannungseffekt gesteigert.

- Am besten massiert man die Packung vor dem zweiten oder dritten Saunagang in das Haar ein.
- Es empfiehlt sich, anschließend ein dünnes Handtuch als Turban um den Kopf zu wickeln, damit keine Spuren der Packung auf den Saunabänken zurückbleiben. Nacken und Stirn sollten möglichst frei bleiben.
- Nach dem letzten Saunagang wäscht man die Haarkur gründlich mit Shampoo aus.
- Letzte Reste beseitigt eine Apfelessigspülung, die dem Haar auch schönen Glanz verleiht.

APFELESSIGSPÜLUNG

2 EL Apfelessig • 3/4 l Wasser

Den Apfelessig auf das lauwarme Wasser geben und gleichmäßig im Haar verteilen. Die Spülung nicht mehr auswaschen. Das Haar anschließend frottieren und trocken föhnen. Und keine Sorge: Das Haar riecht frisch und nicht etwa säuerlich.

Im Handel sind sehr gute Haarpackungen, die auf das jeweilige Haarproblem zugeschnitten sind, erhältlich. Die Kurpackung lässt sich aber auch ganz leicht aus wenigen Zutaten selbst herstellen.

HENNAPACKUNG

100 g farbloses Hennapulver

3 EL Olivenöl • 1 Eigelb

Die Zutaten gut miteinander verrühren, und die Packung auf das Haar auftragen. Je länger die Einwirkzeit, umso

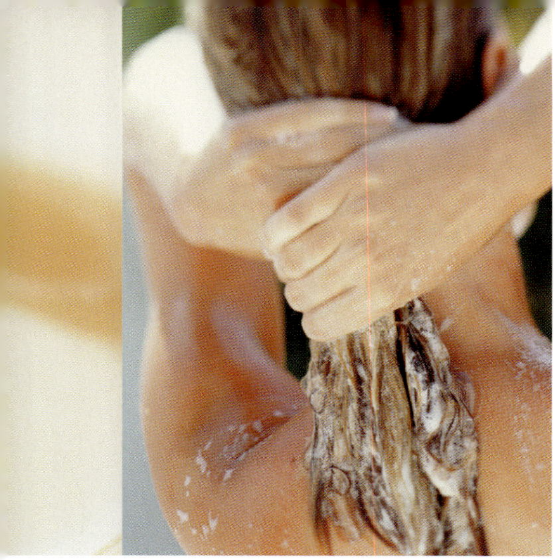

besser ist das Ergebnis. Die Hennapackung ist für alle Haartypen gleichermaßen gut geeignet.

OLIVENÖLPACKUNG

5 EL Olivenöl • Saft von 1 Zitrone

Olivenöl mit Zitronensaft verrühren, auf das Haar auftragen und ca. 30 Minuten einwirken lassen. Statt Olivenöl kann auch Weizenkeimöl verwendet werden.

KLETTENWURZELÖLPACKUNG

Etwas Klettenwurzelöl

Das Öl auf Haare und Kopfhaut auftragen und sanft mit den Fingerspitzen einmassieren. Die Packung eignet sich besonders bei Schuppen.

Nach der Sauna

Extrapflege für das Gesicht

Die Ruhepause nach dem letzten Saunagang ist der beste Zeitpunkt für eine Gesichtspackung. Die Haut ist dann tiefengereinigt und besonders aufnahmefähig. Und Sie haben die Ruhe, die nötig ist, damit die Packung optimal einwirken kann. Allerdings darf es einem nichts ausmachen, dass man mit Pflegepackung gesehen wird – wobei die meisten Saunagänger im Ruheraum ohnehin mit geschlossenen Augen vor sich hindösen.

- Packungen zum Selbstanrühren sind frisch zubereitet am wirkungsvollsten. Insofern sind sie eher etwas für die Heimsauna. Man kann die Zutaten aber auch zu Hause mischen und in einem Plastikbehälter mitbringen. Nach den letzten Kaltwasseranwendungen nochmals kurz durchrühren und die Packung auf das Gesicht auftragen. Mund und Augen werden dabei ausgespart.
- Die Gesichtspackungen generell 15 bis 20 Minuten einwirken lassen und mit lauwarmem Wasser abspülen. Das Gesicht sorgfältig abtrocknen.

Für reife und trockene Haut

Da die Haut mit zunehmendem Alter immer trockener wird, braucht sie auch eine spezielle – meist reichhaltigere – Pflege.

AVOCADO-ESSIG-PACKUNG

1 EL frische, zerdrückte Avocado

1 Eigelb • 2 TL Apfelessig

2 EL Distelöl

Die Zutaten gut miteinander vermengen und die Packung gleichmäßig auf das Gesicht auftragen.

Statt einer Gesichtspackung kann man auch dick Nährcreme auftragen und in der Ruhepause einwirken lassen. Überschüssige Creme nach ca. 15 bis 20 Minuten mit einem Papiertuch abtupfen.

Bananenpackung

1/2 zerdrückte Banane

1 TL Honig • 1 Eigelb • 1 EL Quark

Die Zutaten gut miteinander vermengen und die Packung gleichmäßig auf die Haut auftragen.

Antifältchenpackung

1 EL Avocadoöl • 2 EL Quark

2 TL Fettcreme • 1 Eigelb

1 TL Olivenöl

Die Zutaten gut miteinander vermengen und auf die Haut auftragen.

Kamillenmaske für unreine Haut

2 EL Heilerde • Kamillentee

Heilerde und Kamillentee verrühren, bis ein cremiger Brei entsteht. Die Maske auf Gesicht, Hals und Dekolletee auftragen und trocknen lassen.

Ölmassage für den ganzen Körper

Nach der Sauna ist die Haut gut durchblutet, die Poren sind geöffnet. Verwöhnen Sie jetzt den Körper mit einem guten Hautfunktionsöl. Unerlässlich ist dies für die trockene und reifere Haut, damit eventuellen Feuchtigkeitsverlusten vorgebeugt wird.

- Empfehlenswert sind Präparate aus kosmetisch angereicherten Ölen, besonders Jojoba-, Mandel- oder Avocadoöl, aber auch Weizenkeim- oder Olivenöl. Sie sind reich an dem »Verjüngungsvitamin« E und essenziellen Fettsäuren.
- Auch einfache Fettcremes haben sich bei empfindlicher Haut bewährt und werden ebenfalls von Hautärzten empfohlen. Sie sind allerdings mühsamer einzuarbeiten als Öl.

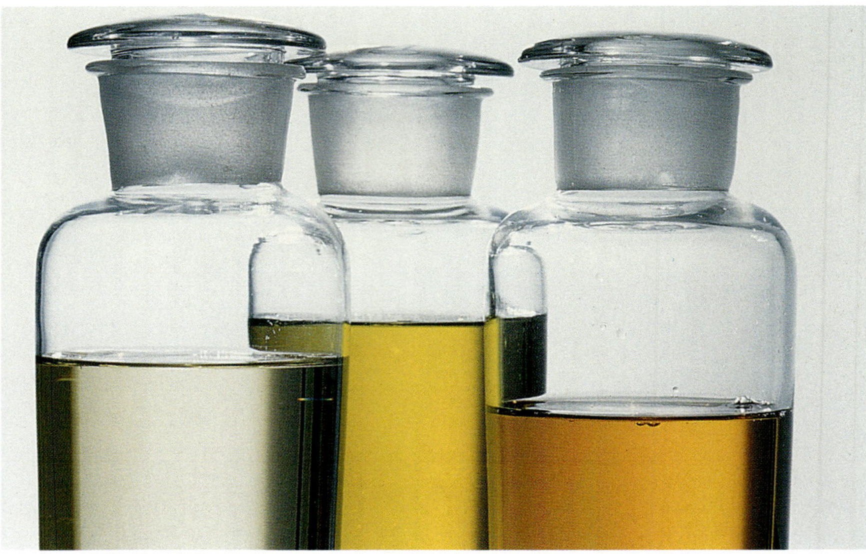

Beim Saunabaden läuft die Haut Gefahr, schneller auszutrocknen. Hier hilft eine Ölmassage.

- Massieren Sie das Körperöl immer in die noch feuchte Haut ein, die feine Wasserschicht wird so besser in der Haut gebunden.

Apfelessigmassage

Wer es weniger reichhaltig mag (z. B. im Sommer oder bei Hautunreinheiten), tut seiner Haut mit einer Apfelessigmassage etwas ganz besonders Gutes. Der Apfelessig strafft, erfrischt und kühlt die Haut und wirkt zudem desodorierend. Der leichte Essiggeruch ist sofort verflogen.

- Man gibt 2 Esslöffel Apfelessig auf 1/2 Liter Wasser und reibt mit der Flüssigkeit Arme, Beine und Rumpf ein – immer in Richtung Herz.
- So lange massieren, bis die Flüssigkeit ganz eingezogen ist.

Pflege der Füße

Vor einer Pediküre ist stets ein 10-minütiges warmes Fußbad üblich. Diese Aufgabe übernehmen die heiße Luft und die üppigen Wasseranwendungen in der Sauna.

- Die Hornhaut an den Fußballen oder Fersen ist nach dem Saunabad schön aufgeweicht und lässt sich schmerzlos abhobeln oder mit einem angefeuchteten Bimsstein einfach wegrubbeln.
- Die Nagelhaut ist jetzt weich und lässt sich (ohne Zuhilfenahme von eher ungünstigem Nagelhautentferner) mit einem Holzstäbchen leicht zurückschieben.
- Die Füße werden abschließend mit einem Körperöl, einer Creme oder einem Fußbalsam gut eingecremt.

Wohlfühltag in der Sauna

Wer regelmäßig saunabadet, möchte sich entspannen und verschönern, sich abhärten und entschlacken, kurz: etwas Gutes für Leib und Seele tun.

Was liegt da näher, als das allwöchentliche Saunabad gelegentlich, vielleicht alle vier Wochen, zu einem regelrechten Wellnesstag umzugestalten, der komplett im Zeichen von Gesundheit und Erholung steht. Ein Gewinn für Körper, Geist und Seele ist dabei garantiert.

Wie man einen solchen persönlichen Wellnesstag gestaltet, was man außer in die Sauna zu gehen sonst noch tun kann, ist natürlich in vielerlei Hinsicht ausbaufähig. Besonders effektiv sind auf jeden Fall all jene Maßnahmen, die die positiven Wirkungen des Saunabadens noch unterstützen. Dabei ist aus gesundheitlicher Sicht und dem Aussehen zuliebe vor allem an die entschlackende und entgiftende Wirkung der Sauna zu denken.

Der Besuch einer Sauna eignet sich auch ideal als begleitende »Wohlfühlmaßnahme« an einem Fasten- oder Saftfastentag. Der Körper wird entschlackt, entgiftet und von Kopf bis Fuß entspannt.

Übergewicht, Verdauungsprobleme, rheumatische Beschwerden, Gedächtnisschwäche, Allergien, Ekzeme, Falten und ein schlechtes Erscheinungsbild der Haut gelten als klassische Verschlackungserscheinungen. Dagegen lässt sich nicht nur mit Saunabaden zumindest vorbeugend eine Menge ausrichten. Es empfehlen sich weitere wirkungsvolle Entschlackungshilfen wie z. B. Heilpflanzensäfte, ausgewählte Lebensmittel (Kartoffel-, Obst-, Reis- oder Molketag), Massagen, Bewegung und Sport.

Heilpflanzen

Einige Heilpflanzensäfte sind zur Unterstützung von Entschlackungskuren besonders geeignet, da sie bestimmte Funktionen im Organismus wie beispielsweise Entgiftung und Entwässerung besonders anregen. Dazu gehören u. a. Artischocken-, Löwenzahn- und Brennnesselsaft.

Sich innerlich lösen

Versuchen Sie, sich für diesen einen Tag innerlich von Sorgen und Problemen zu lösen. Widmen Sie ihn ganz dem Auftanken und Aufladen mit positiver Energie. Sie sollten sich der alltäglichen Reizüberflutung entziehen, auf die Lektüre der Tageszeitung verzichten und auch den Fernseher nicht einschalten. Gönnen Sie sich den Luxus, und spüren Sie der eigenen Befindlichkeit nach.

Schwungvoll in den Tag turnen

Starten Sie den Tag mit ein paar gymnastischen Übungen. Fahren Sie – auf dem Rücken liegend – fünf Minuten im Bett Rad, vorwärts und rückwärts. Stehen Sie auf, und fügen Sie noch einige Minuten Kniebeugen an, mit geradem Rücken, die Arme nach vorn ausgestreckt. Achten Sie darauf, dass Sie die Hocke in Kniehöhe halten. Einige Sekunden so verharren, ehe die Beine wieder gestreckt werden.

Zur richtigen Zeit saunabaden

Aus medizinischer Sicht ist der Vormittag die optimale Saunazeit, weshalb Saunabäder in Kliniken meist zu diesem Termin stattfinden. Die Körpertemperatur ist dann im Ansteigen begriffen, bis sie am frühen Nachmittag ihren Höchststand erreicht hat. Am niedrigsten ist sie zwölf Stunden zuvor, gegen 3 Uhr morgens. Diese Schwankungen sind allerdings relativ gering, weshalb sie auch zu jedem anderen Zeitpunkt in die Sauna gehen können. Beliebt ist auch der späte Nachmittag oder frühe Abend, was Ihnen auf jeden Fall einen tiefen Nachtschlaf garantiert.

- Verzichten Sie vor dem ersten Saunagang nicht auf die Trockenbürstenmassage. Sie regt den Stoffwechsel und die Entgiftungsleistung der Haut an, stimuliert das vegetative Nervensystem, fördert die Durchblutung und die Ablösung alter Hautzellen.
- Gönnen Sie sich zwischen den Saunagängen eine professionelle, »tief durchgreifende« Massage.

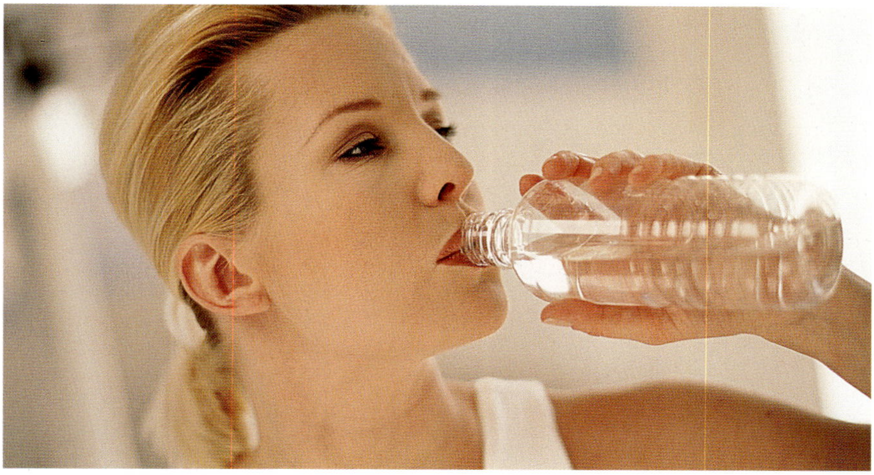

Der Flüssigkeitsverlust, der sich beim Schwitzen in der Sauna ganz automatisch ergibt, sollte möglichst erst nach dem Saunabaden wieder ausgeglichen werden.

Reichlich trinken

Getränke sind das A und O eines Entschlackungstages. Wer reichlich trinkt, erleichtert den Nieren ihre Tätigkeit enorm. Auf diese Weise verlassen mehr Abfallstoffe den Organismus. An einem Entschlackungstag sollte man daher mindestens zwei bis drei Liter Flüssigkeit zu sich nehmen. Die Getränke sollten kalorienarm, ungesüßt, koffein- und alkoholfrei sein. Infrage kommen Mineralwässer, verdünnte Obst- und Gemüsesäfte sowie Frucht- und Kräutertees. Speziell entwässernde Wirkung haben Heilkräutertees aus Birkenblättern, Lindenblüten und Brennnesseln (3-mal täglich 1 Tasse, nicht mehr).

Optimal leichte Kost

Wer die Saunawirkungen stärken, Säuren und Schlacken aus dem Organismus vertreiben, erhöhte Blutfettwerte senken, Haut- und Verdauungsprobleme lindern und Übergewicht abbauen möchte, sollte sich überwiegend auf den Genuss von Lebensmitteln verlegen, die der Entschlackung förderlich sind. Dies bedeutet nicht unbedingt Askese, wie Sie gleich sehen werden. Bevorzugen Sie vollwertige, ballaststoffreiche, möglichst naturbelassene Nahrung wie frisches Obst und Gemüse, Getreide- und Milchprodukte. Wählen Sie für Ihren Entschlackungstag zwischen den folgenden Möglichkeiten aus.

Probieren Sie einmal den wohlschmeckenden Sieben-Kräuter-Fastentee aus Pfefferminze, Goldrutenkraut, Schachtelhalmkraut, Lemongras, Birkenblättern, Brennnesselkraut und Mateblättern.

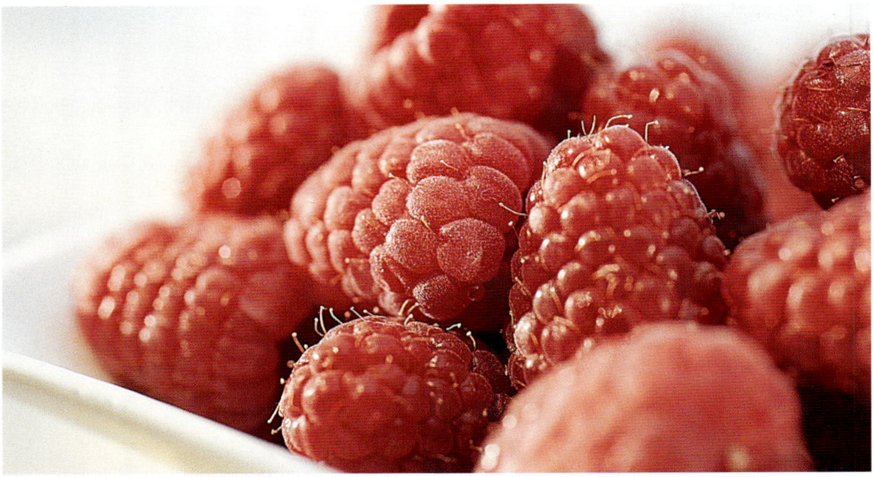

Himbeeren lindern nicht nur Nieren- und Blasenbeschwerden; sie bringen auch Glanz und Fülle ins Haar und machen die Haut weich und geschmeidig.

Kartoffeltag

Essen Sie etwa 1 Kilogramm Pellkartoffeln in 5 bis 7 Portionen über den Tag verteilt. Die Kartoffeln können mit ein wenig Butter, Hefeflocken, geraspelter Rohkost, gedünstetem Gemüse oder Kräuterquark (Magerstufe) verfeinert werden. 1/4 Liter Gemüsebrühe ist ebenfalls erlaubt.

Reistag

Auch beim Reistag sind 1/4 Liter Gemüsebrühe zusätzlich erlaubt.

An diesem Tag nehmen Sie 200 bis 300 Gramm Vollwertreis in 5 bis 7 Portionen zu sich, als Milchreis (mit Süßstoff), mit Zimt und Apfelkompott oder pikant mit gedünstetem Gemüse, Hefeflocken, wenig Butter oder frischen Kräutern.

Obsttag

2 bis 3 Pfund Frischobst in 5 bis 7 Portionen über den Tag verteilt zu sich nehmen. Wer mag, kocht sich mittags Pellkartoffeln oder trinkt 1/4 Liter Gemüsebrühe.

Rohkosttag

Morgens Müsli mit Getreideflocken, Nüssen, Honig und Früchten. Mittags und abends geraspelte Rohkost aus Früchten und Gemüsen mit einem fettarmen Joghurtdressing.

Molketag

1 bis 2 Liter Diätkurmolke in 5 bis 7 Portionen über den Tag verteilt zu sich nehmen. Molke mit etwas Honig

oder Ahornsirup verquirlen (Stabmixer). 1 Banane, frische Ananasscheiben, gemischte Beeren, 1 bis 2 Pfirsiche, Sanddornmark, 1 bis 2 Esslöffel Haferflocken oder frisch gehackte Kräuter dazurühren. Auf den Molkepackungen aus dem Reformhaus finden Sie weitere Rezepte. Löffeln Sie die Cocktails, dann sättigen Sie noch besser. Die Lust auf Warmes stillt 1/4 Liter Gemüsebrühe.

Doch Molke kann noch mehr für Ihre Schönheit tun – sie eignet sich auch zur äußerlichen Anwendung. 1/2 Liter Molke mit 5 Tropfen Mandelöl und 6 Teelöffeln Weizenkleie verrühren. Den Brei in die mit 37 °C warmem Wasser gefüllte Badewanne geben und 8 Teelöffel Honig zufügen. Baden Sie nicht länger als 15 Minuten, auch wenn es noch so angenehm und entspannend ist. Gönnen Sie sich danach etwa 20 Minuten Ruhe.

Safttag

An diesem Tag nehmen Sie etwa 1 Liter naturreine Frucht- und Gemüsesäfte zu sich. Dazu 3-mal täglich ein Schnapsglas voll Heilpflanzensaft. Solche »Arzneimittelsäfte« sind im Reformhaus erhältlich. Besonders förderlich für Entgiftung, Entschlackung und Entwässerung sind Brennnessel-, Löwenzahn- und Artischockensaft. Mittags können Sie sich 1/4 Liter Gemüsebrühe gönnen.

Mittags ruhen

Das Saunabad zur Vormittagsstunde hat den Vorteil, dass sich die so genannte parasympathikone Nachschwankung (siehe Seite 80) punktgenau nach einem leichten Mittagsmahl einstellt. Die ideale Gelegenheit dafür, den Schlaf nachzuholen, der einem die ganze Woche über gefehlt hat. Legen Sie sich beim Einschlafen eine Wärmflasche auf den Bauch, denn Wärme und Ruhe steigern die Entgiftungsleistung der Leber und kräftigen die Leberfunktion.

Sich bewegen

Bewegung ist das beste Entschlackungsmittel für die Lunge. Außerdem wird das Blut mit Sauerstoff angereichert, Glückshormone ausgeschüttet, der Kreislauf belebt und die Verdauung gefördert.

Man sollte also dafür sorgen, dass man an seinem Wellnesstag mindestens einmal richtig außer Puste gerät – die Morgengymnastik nicht eingerechnet! Ein strammer Spaziergang, Jogging oder ein anderes ausdauerorientiertes Training sind ideal. Aber denken Sie daran, dass Sport stets vor der Sauna ausgeübt werden sollte (siehe Seite 43 und 87).

Tipp

Auch wer keine spezielle Diät einhalten möchte, kann sich an diesem Tag bewusst gesund ernähren. Der Speisezettel sollte nicht zu üppig sein. Bevorzugen Sie frisches Obst und Gemüse, Getreide- und Milchprodukte, eventuell gegrillten Fisch oder Geflügel. Verzehren Sie wenig Fleisch, Fett, Salz und Süßigkeiten. Essen Sie langsam und mit Genuss.

Über dieses Buch

Impressum
Der Südwest Verlag ist ein Unternehmen der Econ Ullstein List Verlag GmbH & Co. KG, München.

2. Auflage 2002

Redaktion: Dr. Ulrike Kretschmer, Dr. Alex Klubertanz
Projektleitung: Dr. Ulrike Kretschmer
Redaktionsleitung und medizinische Fachberatung: Dr. med. Christiane Lentz
Bildredaktion: Sabine Kestler
Produktion: M. Metzger (Leitung), A. Aatz, M. Köhler
Umschlag: Werbeagentur Lohmüller, Berlin; Reinhard Soll
Layout und DTP: Dr. Alex Klubertanz

Printed in Italy
Gedruckt auf chlor- und säurearmem Papier

ISBN 3-517-06409-2

Über die Autoren

Margot Hellmiß studierte Germanistik, Geschichte und Kommunikationswissenschaft. Seit vielen Jahren beschäftigt sich die freiberufliche Journalistin mit Naturheilmethoden, alternativen Therapieverfahren, gesunder Ernährungs- und Lebensweise.

Falk Scheithauer absolvierte ein interdisziplinäres Studium und ist seit vielen Jahren als freischaffender Autor und Journalist in den Bereichen Natur und Gesundheit tätig.

Dank

Wir danken der Firma Klafs Saunabau für die freundliche Unterstützung.

Hinweis

Das vorliegende Buch ist sorgfältig erarbeitet worden. Dennoch erfolgen alle Angaben ohne Gewähr. Weder Autoren noch Verlag können für eventuelle Nachteile oder Schäden, die aus den im Buch gemachten praktischen Hinweisen resultieren, eine Haftung übernehmen.

Literatur

Dey, Reinhold / Ney, Norbert: Sauna. Südwest Verlag. 5. Auflage, München 2002
Fritsche, Dr. med. I. / Fritsche, W.: Alles über Saunabaden. Sauna-Matti GmbH Bielefeld
Hellmiß, Margot: Anti-Falten-Kur. Südwest Verlag. München 2001
Viherjuuri, H. J.: Finnische Sauna. Hippokrates Verlag. Stuttgart 1943

Bildnachweis

Alle Bilder stammen von Klafs Saunabau GmbH & Co. KG., Schwäbisch Hall, mit Ausnahme von:
AKG, Berlin: 6/7, 10, 15, 17, 18/19; Bavaria, Gauting: 102/103 li. (FPG/Jonelle Weaver), 103 re. (FPG/Vincent Besnault); gettyone Stone, München: 83 (Walter Hodges); Jump, Hamburg: 11, 57 re., 68, 99 re., 104 (Annette Falck), 22 li., 46, 50 li., 52, 75 re. (Kristiane Vey); Südwest Verlag Archiv: 38 Grafik (S. Wuillemet), 108 (M. Holz); The Image Bank, München: 99 li. (Frederic Jorez); Zefa, Düsseldorf: 36 (H. Scheibe), 9 li. (Jaemsen), 9 re. (Starke), 60/61 (M. Wiley), 64/65 (L. Langemeier), 70/71 li. (Randy Wells), 71 re. (T. Allofs), 75 li., 96/97 (M. Möllenberg), 80 (A. Inden), 91 (Miles), 94 (Westhill), 107 (M. Keller)

Register

Meine Adresse:

Name: ______________________

Straße: ______________________

PLZ/Ort: ______________________

✆ (tagsüber): ______________________

Bitte frankieren, falls Briefmarke zur Hand

Antwortkarte

Klafs
Saunabau GmbH & Co. KG
Erich-Klafs-Straße 557

74523 Schwäbisch Hall

Meine Adresse:

Name: ______________________

Straße: ______________________

PLZ/Ort: ______________________

Telefon: ______________________

Bitte frankieren

Antwortkarte

Deutscher Sauna-Bund e.V.
Kavalleriestraße 9

33602 Bielefeld

Bitte schicken Sie mir den/die kostenlosen Klafs Katalog/e und das Video

- ☐ Hauptkatalog für Privatkunden
- ☐ Gewerblicher Katalog
- ☐ Video »Erlebnisbad«

Ich interessiere mich besonders für

- ☐ Sauna
- ☐ Dampfbad
- ☐ Solarium
- ☐ Whirlpool
- ☐ Garderobenschränke

KLAFS

www.sauna.de

Deutscher Sauna-Bund e.V.

www.sauna-bund.com

Ich interessiere mich für

- ☐ das Anschriftenverzeichnis der öffentlichen Saunabäder in Deutschland (DM 4,- in Briefmarken wurden beigelegt)
- ☐ eine Existenzgründung in der Saunabranche
- ☐ das Aus- und Fortbildungsprogramm im Badewesen
- ☐ ein Probeheft der Fachzeitschrift »Saunabetrieb & Bäderpraxis«
- ☐ weitergehende gesundheitliche Fachinformationen zum Thema »Sauna und ....«